Die Zusammensetzung

des

Zwetschenbranntweines.

Von

Dr. Karl Windisch,

Ständigem Hülfsarbeiter im Kaiserlichen Gesundheitsamte,
Privatdozenten an der Königl. Universität zu Berlin.

(Sonderabdruck aus den „Arbeiten aus dem Kaiserlichen Gesundheitsamte" Band XIV.)

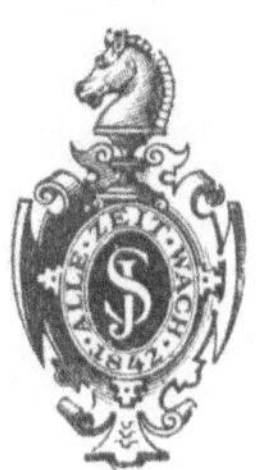

Springer-Verlag Berlin Heidelberg GmbH 1898

ISBN 978-3-662-32237-6   ISBN 978-3-662-33064-7 (eBook)
DOI 10.1007/978-3-662-33064-7

Inhalts-Verzeichniß.

I. Die Zusammensetzung der Zwetschen und anderer Pflaumenarten.

Der wichtigste Rohstoff für die Darstellung des Zwetschenbranntweines sind die läng=
lichen, blaurothen Früchte des Zwetschenbaumes, Prunus domestica L. oder Prunus oeco no=
mica Borkh., die in Mittel= und Süddeutschland Zwetschen, Zwetschgen oder Zwetschken
genannt werden. Die Zwetsche ist die gewöhnlichste und am weitesten verbreitete Pflaumenart;
sie reift im Allgemeinen um die Mitte des Monates September.

Neben der Zwetsche werden auch andere Pflaumenarten zur Darstellung von Pflaumen=
branntwein verwendet, freilich in erheblich geringerem Umfange und meist nur dann, wenn
die Ernte reichlich ausgefallen ist. Zu nennen sind hier die rundlichen Früchte der Kriechen=
pflaume, Prunus insititia L. und der Kirschpflaume, Prunus cerasifera Ehr., die kleinen,
gelben, hartlichen, süßen Mirabellen, ferner die gelbgrünen, saftig süßen Renekloden
(Reineclauden) von Prunus italica Borhh. Auch die Aprikosen, die Früchte von Prunus
Armeniaca L. und die Pfirsiche (Prunus Persica Sieb. et Zucc.) dienen zur Herstellung von
Branntweinen. Die aus diesen Pflaumenarten gewonnenen Branntweine sind sehr geschätzt
und erzielen weit höhere Preise als der gewöhnliche Zwetschenbranntwein.

Der wichtigste Bestandtheil der Pflaumen für die Zwecke der Branntweinbereitung ist
der Zucker. Die ersten eingehenden und von Erfolg begleiteten Untersuchungen über die Art
der in den reifen Pflaumen enthaltenen Zuckerarten wurden von H. Buignet[1] ausgeführt.
Buignet fand, daß in den Pflaumenarten neben solchen Zuckerarten, welche Fehling'sche
Lösung direkt reduzieren, auch Zucker vorhanden ist, der an sich auf alkalische Kupferlösungen
nicht reduzirend wirkt, sondern erst nach der Inversion durch Säuren oder Fermente. Durch
Zuhilfenahme der Polarisation stellte Buignet fest, daß der reduzirende Zucker der Pflaumen=
arten aus Invertzucker, der nicht reduzirende Zucker aus Rohrzucker besteht und daß neben

---

[1] Annal. chim. phys. [3]. 1861. **61**. 233.

diesen keine andere Zuckerart vorhanden ist. Der Gehalt der Pflaumenarten an Rohrzucker ist sehr erheblich und beträgt bei der Mehrzahl 60 bis 70 % des Gesammtzuckers; aus dem Safte von Aprikosen, Pfirsichen und Mirabellen gelang es Buignet, den Rohrzucker zu isoliren und krystallisirt zu gewinnen. Bemerkenswerth ist die Thatsache, daß die Pflaumen und zahlreiche andere Obstfrüchte trotz ihres hohen Gehaltes an Säuren noch unzersetzten Rohrzucker enthalten. Einen Zusammenhang zwischen dem Rohrzucker- und Säuregehalte der Pflaumen in dem Sinne, daß mit einem größeren Säuregehalte ein kleinerer Rohrzuckergehalt Hand in Hand gehe, konnte Buignet nicht feststellen; der Säuregehalt scheint vielmehr ohne erheblichen Einfluß auf die Menge des vorhandenen Rohrzuckers zu sein und bei der Inversion des Rohrzuckers nur in geringem Maaße betheiligt zu sein. Die Untersuchungen von Buignet legen die Wahrscheinlichkeit nahe, daß die Inversion des Rohrzuckers der Obstfrüchte wesentlich unter dem Einflusse eines vornehmlich in den Kernen enthaltenen Enzyms erfolgt.

Im Einzelnen fand H. Buignet folgende Werthe für den Gehalt der Pflaumenarten an Säure[1], Rohrzucker und Invertzucker:

	In 100 g Fruchtfleisch sind enthalten:					Auf 100 g Gesammtzucker kommen:	
	Wasser	Säure als Aepfelsäure berechnet	Ge-sammt-zucker	Rohr-zucker	Invert-zucker	Rohr-zucker	Invert-zucker
	g	g	g	g	g	g	g
Renekloden	90,60	1,16	5,56	1,23	4,33	22,12	77,88
Mirabellen	83,50	1,18	8,67	5,24	3,43	60,44	39,56
Aprikosen	85,74	1,78	8,78	6,04	2,74	68,77	31,23
Pfirsiche, nach dem Abnehmen vom Baume gereift	—	0,75	1,99	0,92	1,07	46,20	53,80
Pfirsiche, grüne, bei Beginn des Reifens . .	—	3,77	5,99	4,22	1,77	70,45	29,55
Pfirsiche, auf dem Baum völlig gereift . . .	—	—	—	—	—	70,75	29,25

Ein weiterer wichtiger Bestandtheil des Saftes der Pflaumen ist die Säure. Dieselbe besteht größtentheils aus Aepfelsäure, theils im freien Zustande, theils in der Form von sauren Salzen an Basen gebunden. Schon Scheele[2] befaßte sich mit dem Studium der Säuren im Obste und konnte in Pflaumen und Schlehen nur Aepfelsäure nachweisen; auch A. Chodnew[3] fand in unreifen Pflaumen nur Aepfelsäure, die isolirt und der Elementaranalyse unterworfen wurde. Zwar wollen de Lasson und Cornette[4] in Pfirsichen und Aprikosen die Gegenwart kleiner Mengen Weinsäure oder Weinstein festgestellt haben und L. F. Bley[5] giebt in einer ausführlichen Abhandlung über Aprikosen an, diese enthielten vornehmlich Citronensäure neben kleinen Mengen Aepfelsäure. Diese älteren Untersuchungen sind indessen keineswegs einwandfrei, vielmehr dem damaligen Stande der Wissenschaft entsprechend mehr auf Vermuthungen

---

[1] Buignet bestimmte die Gesammtsäure der Pflaumen durch Tritiren mit Barytwasser und berechnete sie auf eine Säure vom Aequivalentgewicht = 70, weil das mittlere Aequivalentgewicht der Citronensäure (64), Aepfelsäure (67) und Weinsäure (75) annähernd gleich 70 ist $\left(\dfrac{64 + 67 + 75}{3} = 69 \right)$. Die Buignet'schen Zahlen wurden von dem Verfasser durch Multiplikation mit $\dfrac{67}{70}$ auf Aepfelsäure umgerechnet.

[2] Crell's Chemische Annalen 1785. **2**. 192.

[3] Annal. Chem. Pharm. 1845. **53**. 283.

[4] Mém. de l'Acad. des Sciences à Paris 1786. 606; Crell's Chemische Annalen 1794. **2**. 85.

[5] Journ. prakt. Chemie 1836. **6**. 294.

als auf genaue Analysen gegründet. Es kann daher nicht als erwiesen angesehen werden, daß die Pflaumen Citronensäure enthalten; die Anwesenheit der Weinsäure ist sogar ziemlich unwahrscheinlich. In unreifen Pflaumen, wie in zahlreichen anderen unreifen Obstfrüchten, fanden H. Brunner und E. Chuard[1]) Glyoxylsäure und H. Buignet[2]) Tannin.

Von anderen Bestandtheilen des Pflaumensaftes sind außer Wasser noch Mineralbestandtheile, stickstoffhaltige Bestandtheile und andere Extraktstoffe zu nennen, die noch nicht hinreichend erforscht sind; unter letzteren findet sich in reichlicher Menge ein pektin- oder gummiartiger Stoff, der durch Zusatz von absolutem Alkohol zu dem Fruchtsafte als voluminöser Niederschlag abgeschieden und durch Hydrolyse mit Schwefelsäure nach R. W. Bauer[4]) in eine Zuckerart, wahrscheinlich Arabinose, übergeführt wird. Der auf den Pflaumen sich findende weiße Ueberzug ist nach Berthemot[3]) nicht eine Wachsart, sondern ein Harz.

Ueber die chemische Zusammensetzung der Pflaumenarten liegt eine ganze Anzahl von Untersuchungen vor.

A. Zwetschen.

Von R. Fresenius[5]), Th. Margold[6]) und O. Ziurek[7]) wurden die ganzen Zwetschen einschließlich der Kerne mit dem nachstehenden Ergebnisse untersucht, wobei zu bemerken ist, daß der reduzirende Zucker als Traubenzucker berechnet, der Rohrzucker aber nicht bestimmt worden ist.

Bezeichnung	Wasser	Reduzirender Zucker, als Traubenzucker berechnet	Freie Säure, als Aepfelsäure berechnet	Eiweiß	Pektinstoffe	Mineralbestandtheile	Kerne	Schalen	Analytiker
	%	%	%	%	%	%	%	%	
Zwetschen, gewöhnliche .	81,93	5,79	0,95	0,74	4,28	0,82	3,54	1,99	} R. Fresenius[5])
desgl., süße italienische .	81,27	6,73	0,84	0,79	5,64	0,66	3,12	0,97	
desgl., in Böhmen gewachsen	81,41	5,29	0,73	0,72	4,82	0,63	6,40		Th. Margold[6])
Zwetschen	80,10	6,78	—	0,87	—	—	—	—	O. Ziurek[7])

Payen[8]) fand im Fruchtfleisch der Zwetsche 87,83 % Wasser, 0,63 % Asche und 0,73 % Stickstoffsubstanz, J. Boussingault[9]) 7,61 g Invertzucker, 4,53 g Rohrzucker und 0,97 g Säure als Aepfelsäure berechnet. P. Kulisch[10]) untersuchte italienische Zwetschen, von denen eine Frucht ohne Stiel im Mittel 20,34 g und ein Kern im Mittel 1,29 g wog. Er ermittelte in 100 g Fruchtfleisch: 83,40 g Wasser, 16,60 g Trockensubstanz, 5,88 g Invertzucker, 5,73 g Rohrzucker, 1,16 g Säure, als Aepfelsäure berechnet, 0,138 g Stickstoff entsprechend 0,862 g Stickstoffsubstanz, 0,391 g Mineralbestandtheile, 0,225 g Kali (K_2O), 0,025 g

---

[1]) Ber. deutsch. chem. Gesellschaft 1886. **19**. 595.
[2]) Annal. chim. phys. [3]. 1861. **61**. 233.
[3]) Journ. prakt. Chemie [2]. 1891. **43**. 112.
[4]) Arch. Pharm. [2]. 1848. **54**. 888.
[5]) Annal. Chem. Pharm. 1857. **101**. 219.
[6]) Jahresbericht f. Agrikulturchemie 1861/62, S. 51.
[7]) Neue landwirthschaftl. Zeitung 1871, S. 960.
[8]) Journ. pharm. chim. [3]. 1849. **16**. 279.
[9]) Annal. chim. phys. [4]. 1867. **11**. 434.
[10]) Zeitschr. angew. Chemie 1894, S. 150.

Kalk (CaO), 0,015 g Magnesia (MgO), 0,045 g Phosphorsäure (P$_2$O$_5$); in 100 g Asche waren enthalten: 57,5 g Kali, 6,4 g Kalk, 3,8 g Magnesia und 11,6 g Phosphorsäure (P$_2$O$_5$).

Nach W. Tod[1] enthalten frische Zwetschen im Durchschnitt etwa 93 % Fruchtfleisch und 7 % Kerne; bei 100° verloren das Fruchtfleisch 80,7 %, die Kerne 30,9 % Wasser. Für die Asche des Fruchtfleisches und der Kerne der Zwetschen fand Tod folgende Zusammensetzung:

	In 100 Theilen	
	frischen Fruchtfleisches	Kernen
	sind enthalten Theile:	
In Wasser lösliche Mineralbestandtheile:		
Chlorkalium (K Cl)	—	0,012
Kalk (CaO)	0,011	0,026
Kali (K$_2$O)	0,173	0,030
Schwefelsäure (SO$_3$)	0,085	0,021
Phosphorsäure (P$_2$O$_5$)	0,003	0,012
In Wasser unlösliche Mineralbestandtheile:		
Eisenoxyd (Fe$_2$O$_3$)	—	0,014
Thonerde (Al$_2$O$_3$)	0,003	—
Kalk (CaO)	0,063	0,124
Magnesia (MgO)	0,010	0,040
Manganoxydul (Mn O)	0,002	0,001
Phosphorsäure (P$_2$O$_5$)	0,055	0,064
Kieselsäure (SiO$_2$)	0,002	0,036
Summe	0,407	0,380

J. König[2] giebt den mittleren Gehalt der frischen Zwetschen an Kernen zu 3,1 bis 4,2 %, den Gehalt des Fruchtfleisches an wasserlöslichen Stoffen zu 9,8 % und an sogenannter Reinasche, auf Trockensubstanz berechnet, zu 2,34 % an; die Reinasche setzt sich zusammen aus 48,54 % Kali, 9,05 % Natron, 11,47 % Kalk, 3,58 % Magnesia, 2,54 % Eisenoxyd, 16,01 % Phosphorsäure (P$_2$O$_5$), 3,23 % Schwefelsäure (SO$_3$), 3,15 % Kieselsäure (SiO$_2$), 0,38 % Chlor.

Den aus Zwetschen ausgepreßten Saft untersuchten J. Boussingault[3] und neuerdings P. Kulisch[4] mit folgendem Ergebnisse:

Dichte des Zwetschensaftes	In 100 ccm Zwetschensaft sind enthalten:			Analytiker
	Säure, als Aepfel= säure berechnet g	Invertzucker g	Rohrzucker g	
1,068 bei 15,7° C.	1,07	7,66	5,45	J. Boussingault
1,075 bei 17,5° C.	0,89	7,40	5,50	P. Kulisch

[1] Arch. Pharm. [2]. 1854. **78**. 136.

[2] J. König, Chemie der menschlichen Nahrungs= und Genußmittel, 3. Auflage. Berlin bei Julius Springer. 1893. **2**. 814 und 816.

[3] Annal. chim. phys. [4]. 1867. **11**. 434.

[4] Landwirthschaftl. Jahrb. 1892. **21**. 444.

B. Andere blaue Pflaumen.

Für die Zusammensetzung der runden blauen Pflaumen fanden R. Fresenius[1] und O. Ziurek[2] folgende Werthe:

Bezeichnung	Wasser %	Reduzirender Zucker, als Traubenzucker berechnet %	Freie Säure, als Aepfelsäure berechnet %	Eiweiß %	Pektinstoffe %	Mineral-bestandtheile %	Kerne %	Schalen %	Analytiker
Pflaumen, schwarzblau, mittelgroß	88,75	1,99	1,27	0,43	2,31	0,53	4,19	0,51	} R. Fresenius[1]
desgl., dunkelschwarzroth	85,24	2,25	1,33	0,40	5,85	0,61	3,33	1,02	
Pflaumen	80,60	6,44	—	0,37	—	—	—	—	O. Ziurek[2]

P. Kulisch[3] untersuchte eine „Kirke" genannte Pflaumensorte, von der eine Frucht ohne Stiel im Mittel 25,00 g und ein Kern im Mittel 1,50 g wog, und fand in 100 g Fruchtfleisch: 83,40 g Wasser, 16,60 g Trockensubstanz, 9,42 g Invertzucker, 2,67 g Rohrzucker, 1,04 g freie Säuren, als Aepfelsäure berechnet, 0,102 g Stickstoff, entsprechend 0,637 g Stickstoffsubstanz, 0,320 g Mineralbestandtheile, 0,153 g Kali, 0,021 g Kalk, 0,016 g Magnesia, 0,033 g Phosphorsäure (P_2O_5); in 100 g Asche waren enthalten: 47,7 g Kali, 6,5 g Kalk, 5,0 g Magnesia, 10,3 g Phosphorsäure (P_2O_5).

Eine eingehende Untersuchung der Mineralbestandtheile der Pflaumenfrucht und einzelner Theile derselben wurde von Thomas Richardson[4] ausgeführt. Die Ergebnisse waren folgende:

	Pflaumen, ganze Frucht	Orleanspflaumen			
		Haut der Frucht	Fleisch	Kerne	Samenschale
100 Theile enthalten Gesammt-Asche:					
	0,40	0,89	0,31	1,64	0,24
In 100 Theilen Gesammt-Asche sind enthalten Theile:					
Kali	59,21	58,86	54,59	26,52	21,69
Natron	0,54	3,52	8,72	1,94	7,69
Kalk	10,04	8,25	4,86	8,49	28,06
Magnesia	5,46	9,29	4,69	16,17	3,77
Schwefelsäure (SO_3) . . .	3,83	1,96	3,23	7,11	6,61
Kieselsäure (SiO_2) . . .	2,36	0,81	3,15	2,38	2,57
Phosphorsäure (P_2O_5) . . .	12,26	9,85	15,44	33,05	25,24
Phosphorsaures Eisenoxyd . .	6,04	7,45	4,80	3,83	4,37
Kohle	—	—	0,62	0,49	Spur

F. H. Storer[5] stellte die Zusammensetzung der harten Schale der Pflaumenkerne fest und E. Lehmann[6] fand in den Pflaumenkernen 0,96 % Amygdalin.

[1] Annal. Chem. Pharm. 1857. **101**. 228.
[2] Neue landwirthschaftl. Zeitung 1871. S. 960.
[3] Zeitschr. angew. Chemie 1894, S. 150.
[4] Annal. Chem. Pharm. 1848. **67**. Anhang zu Heft 3.
[5] Bull. Bussey Instit. 1876. **1**. 373.
[6] Neues Repert. Pharm. 1874. **23**. 449.

C. Renekloden (Reineklauden).

R. Fresenius [1]) fand folgende Zusammensetzung für die ganze Reneklodenfrucht:

Bezeichnung	Wasser	Reduzirender Zucker, als Traubenzucker berechnet	Gesammtsäure, als Aepfelsäure berechnet	Eiweiß	Pektinstoffe	Mineral= bestandtheile	Kerne	Schalen
	%	%	%	%	%	%	%	%
Renekloden, gelbgrün, mittel= groß	80,84	2,96	0,96	0,45	10,47	0,36	3,25	0,68
desgl., sehr süß, groß, grün (1 Frucht wog 27 g)	79,72	3,41	0,87	0,38	11,07	0,43	2,85	1,04

H. Buignet [2]) fand in dem Fruchtfleisch der Reneklode 90,60 % Wasser, 1,16 % Gesammtsäure, als Aepfelsäure berechnet, 1,23 % Rohrzucker und 4,33 % Invertzucker. P. Kulisch [3]) ermittelte in 100 g Fruchtfleisch einer großen Sorte Renekloden, von denen im Mittel eine Frucht 19,00 g und ein Kern 1,05 g wog, folgende Bestandtheile: 85,10 g Wasser, 14,90 g Trockensubstanz, 5,54 g Invertzucker, 4,81 g Rohrzucker, 1,29 g Gesammtsäure, als Aepfelsäure berechnet, 0,120 g Stickstoff, entsprechend 0,750 g Stickstoffsubstanz, 0,432 g Mineralbestandtheile, 0,199 g Kali, 0,030 g Kalk, 0,019 g Magnesia, 0,038 g Phosphorsäure (P_2O_5); in 100 g Asche waren enthalten: 46,0 g Kali, 6,9 g Kalk, 4,3 g Magnesia und 8,8 g Phosphorsäure (P_2O_5). Im Safte der Reneklode, der die Dichte 1,0570 bei 17,5° C. hatte, fand P. Kulisch [4]) 0,54 g Gesammtsäure, als Aepfelsäure berechnet, 3,02 g Invertzucker und 6,66 g Rohrzucker in 100 ccm. Den Kerngehalt der Reneklode giebt J. König [5]) zu 3,1 % an.

D. Mirabellen.

Nach den Untersuchungen von R. Fresenius [6]) und Th. Margold [7]) haben die ganzen Mirabellen, einschließlich der Kerne, folgende Zusammensetzung:

Bezeichnung	Wasser	Reduzirender Zucker, als Traubenzucker berechnet	Gesammtsäure, als Aepfelsäure berechnet	Eiweiß	Pektinstoffe	Mineral= bestandtheile	Kerne	Schalen	Analytiker
	%	%	%	%	%	%	%	%	
Mirabellen	82,24	3,58	0,58	0,18	5,77	0,65	7,78	0,18	R. Fresenius [6])
desgl.	76,49	4,37	0,49	0,58	7,32	0,63	4,02		Th. Margold [7])

Das Fruchtfleisch der Mirabellen wurde von H. Buignet [8]), J. Boussingault [9]) und P. Kulisch [10]) mit folgendem Ergebniß geprüft:

[1]) Annal. Chem. Pharm. 1857. **101**. 228.
[2]) Annal. chim. phys. [3]. 1861. **61**. 233.
[3]) Zeitschr. angew. Chemie 1894, S. 150.
[4]) Landwirthschaftl. Jahrb. 1892. **21**. 444.
[5]) J. König, Chemie der menschlichen Nahrungs= und Genußmittel, 3. Auflage. 1893. **2**. 814.
[6]) Annal. Chem. Pharm. 1857. **101**. 228.
[7]) Jahresbericht f. Agrikulturchemie 1861/62, S. 51.
[8]) Annal. chim. phys. [3]. 1861. **61**. 233.
[9]) Ebendort [4]. 1866. **8**. 210; [4]. 1867. **11**. 434.
[10]) Zeitschr. angew. Chemie 1894, S. 150.

Bezeichnung	Waſſer %	Geſammtſäure, als Aepfelſäure berechnet %	Invertzucker %	Rohrzucker %	Stickſtoff= ſubſtanz %	Mineral= beſtandtheile %	Analytiker
Mirabellen	83,50	1,18	3,43	5,24	—	—	H. Buignet
desgl.	—	0,41	8,56	8,26	—	—	J. Bouſſin=
desgl.	—	1,09	9,33	7,98	—	—	gault
Herrenhäuſer Mirabelle	84,30	0,60	6,97	4,65	0,794	0,386	P. Kuliſch

Kuliſch fand ferner im Fruchtfleiſche der Mirabellen folgende Mengen von einzelnen Mineralbeſtandtheilen: 0,193 % Kali, 0,024 % Kalk, 0,016 % Magneſia, 0,034 % Phosphorſäure (P_2O_5); eine Mirabelle wog im Mittel 6,78 g, ein Kern 0,50 g. Die von Bouſſingault unterſuchten Mirabellen enthielten 4,74 % Kerne.

Der Saft der Mirabellen enthielt nach einer Unterſuchung von P. Kuliſch[1]) 0,76 g Säure, als Aepfelſäure berechnet, 6,53 g Invertzucker und 6,98 g Rohrzucker in 100 ccm; die Dichte des Saftes bei 17,5 ° C. war gleich 1,0785.

Von Guyot[2]) wurden aus den Mirabellenkernen 10,7 % eines dunkelgelben, ſtark nach Bittermandelöl riechenden fetten Oeles gewonnen.

E. Aprikoſen.

Ueber die Zuſammenſetzung der Aprikoſen liegt eine ausführliche ältere Arbeit von L. F. Bley[3]) vor. 100 g Aprikoſen beſtanden aus 71,1 g Fruchtfleiſch, 22,2 g Schalen und 6,7 g Steinen; die Steine ſetzten ſich zuſammen aus 75,2 % harter Schale, 4,0 % Samen= deckhaut und 20,8 % Samen. Bley unterſuchte getrennt das Fruchtfleiſch einſchließlich der Schalen, die harte Schale der Kerne, die Oberhaut der Samen und die Samen. In Folge der Mangelhaftigkeit der bei der Scheidung und Beſtimmung der einzelnen Stoffe angewandten Verfahren ſind die von Bley gewonnenen Unterſuchungsergebniſſe nur von geringem Werth; wegen ihres geſchichtlichen Intereſſes mögen ſie indeſſen doch hier mitgetheilt werden.

Beſtandtheile des Fruchtfleiſches einſchließlich der Schalen.		Beſtandtheile der harten Schalen der Kerne.	
Waſſer	83,04 %	Waſſer und Faſerſtoff	76,42 %
Schleimzucker	0,33 „	Braunes, in Aether lösliches Harz .	1,81 „
Gummi	0,38 „	Gummi	2,41 „
Citronenſäure	0,18 „	Gerbſtoff	Spuren
Gelber fettiger Farbſtoff	0,09 „	Extraktivſtoff mit ſchwefelſaurem Kalk .	1,45 %
Wachsſtoff mit Spur von Kochſalz .	0,05 „	Künſtlicher Gummi	17,99 „
Phyllochlor (gelbgrüner Farbſtoff) .	0,004 „	Mineralbeſtandtheile	5,0 %.
Gummöſer, zimmtbrauner Farbſtoff .	0,08 „		
Gummiger Farbſtoff	0,08 „		
Pflanzenfaſer	15,77 „		
Mineralbeſtandtheile	0,16 %.		

---

[1]) Landwirthſchaftl. Jahrb. 1892. **21**. 444.
[2]) Arch. Pharm. 1878. **212**. 282.
[3]) Journ. prakt. Chemie 1836. **6**. 294.

<table>
<tr><td colspan="2">Bestandtheile der Samenoberhaut.</td><td colspan="2">Bestandtheile der Samen.</td></tr>
<tr><td>Wasser</td><td>42,74 %</td><td>Wasser</td><td>31,17 %</td></tr>
<tr><td>Konkretes fettes Oel</td><td>3,57 „</td><td>Fettes, mildes Oel</td><td>23,33 „</td></tr>
<tr><td>Zucker</td><td>3,57 „</td><td>Krystallinischer Zucker</td><td>12,67 „</td></tr>
<tr><td>Gummiges Extrakt mit Salzen</td><td>14,28 „</td><td>Gummi</td><td>14,50 „</td></tr>
<tr><td>Pflanzenfaser</td><td>23,10 „</td><td>Künstlicher Gummi</td><td>1,00 „</td></tr>
<tr><td>Künstlicher Gummi</td><td>12,67 „</td><td>Eiweiß</td><td>Spuren</td></tr>
<tr><td>Mineralbestandtheile</td><td>4,0 %.</td><td>Faserstoff</td><td>8,33 %</td></tr>
<tr><td></td><td></td><td>Mineralbestandtheile</td><td>1,66 %.</td></tr>
</table>

Die Säure, die als Citronensäure angenommen wurde, wurde nicht weiter untersucht; sie bildete einen „gelbbraunen Syrup mit einiger Neigung zur Krystallisation" und soll etwas Aepfelsäure enthalten haben. Durch Destillation des Fruchtfleisches mit Wasser wurden kleine Mengen eines ätherischen Oeles mit dem ausgesprochenen Geruche nach reifen Aprikosen gewonnen.

Die Zusammensetzung der ganzen Aprikosenfrucht ist nach R. Fresenius[1], Th. Margold[2] und O. Ziurek[3] folgende:

Bezeichnung	Wasser %	Reduzirender Zucker, als Traubenzucker berechnet %	Gesammtsäure, als Aepfelsäure berechnet %	Eiweiß %	Pektinstoffe %	Mineral-bestandtheile %	Kerne %	Schalen %	Analytiker
Aprikosen, ziemlich groß (1 Frucht = 47 g)	84,97	1,14	0,90	0,79	5,93	0,89	4,30	0,97	R. Fresenius[1]
Aprikosen, groß (1 Frucht = 60 g)	82,01	1,53	0,77	0,36	9,28	0,85	3,22	0,94	
Aprikosen, klein (1 Frucht = 33 g)	83,55	2,74	1,60	0,38	5,56	0,78	3,42	1,25	
Aprikosen	80,67	2,01	0,75	0,63	10,24	0,49	5,21		Th. Margold[2]
desgl.	81,70	4,20	—	0,63	—	—	—	—	O. Ziurek[3]

Das Fruchtfleisch der Aprikose wurde von Bérard[4], H. Buignet[5] und P. Kulisch[6] mit dem nachstehenden Ergebnisse untersucht:

Bezeichnung	Wasser %	Gesammtsäure, als Aepfelsäure berechnet %	Invertzucker %	Rohrzucker %	Stickstoff-substanz %	Mineral-bestandtheile %	Analytiker
Aprikosen	74,40	1,80	16,50	—	0,20	—	Bérard[4]
desgl.	85,74	1,78	2,74	6,04	—	—	H. Buignet[5]
Große frühe Aprikosen	89,00	1,23	1,79	4,30	0,65	0,519	P. Kulisch[6]

Kulisch ermittelte ferner in 100 g Fruchtfleisch 0,208 g Kali, 0,029 g Kalk, 0,020 g Magnesia und 0,044 g Phosphorsäure (P_2O_5); eine Frucht wog im Mittel 24,16 g, ein

[1] Annal. Chem. Pharm. 1857. **101**. 229.
[2] Jahresbericht f. Agrikulturchemie 1861/62, S. 51.
[3] Neue landwirthschaftl. Zeitung 1871, S. 960.
[4] Die Landwirthschaft von Boussingault. Deutsch von R. Gräger. 1851, S. 313.
[5] Annal. chim. phys. [3.] 1861. **61**. 233.
[6] Zeitschr. angew. Chemie 1894, S. 150.

Kern 2,34 g. Die von Bérard untersuchten Aprikosen enthielten 1,90 % Schalen; J. König [1] giebt den mittleren Kerngehalt der Aprikosen zu 3,6 % an.

Der Saft der Aprikosen zeigt nach den Versuchen von R. Kayser [2] und J. Moritz [3] folgende Zusammensetzung:

Bezeichnung	Extrakt	Gesammtsäure, als Aepfelsäure berechnet	Invertzucker	Rohrzucker	Mineral- bestandtheile	Analytiker
	g in 100 ccm					
Aprikosen aus einem Garten bei Nürberg	15,28	1,75	3,89	7,03	0,80	R. Kayser [2]
Aprikosen	—	1,15	Spur	5,95	—	J. Moritz [3]

F. Pfirsiche.

Die ganzen Pfirsichfrüchte fanden R. Fresenius [4], Th. Margold [5] und O. Ziurek [6] wie folgt zusammengesetzt:

Bezeichnung	Wasser %	Reduzirender Zucker, als Traubenzucker berechnet %	Gesammtsäure, als Aepfelsäure berechnet %	Eiweiß %	Pektinstoffe %	Mineral- bestandtheile %	Kerne %	Schalen %	Analytiker
Pfirsiche, große holländische	84,99	1,58	0,61	0,43	6,31	0,46	4,63	0,99	R. Fresenius [4]
desgl., ähnliche . . .	76,55	1,57	0,73	11,06		1,07	6,76	2,42	
Pfirsiche	79,84	1,46	0,71	0,54	11,01	0,62	3,02		Th. Margold [5]
desgl.	78,60	6,19	—	0,31	—	—	—	—	O. Ziurek [6]

In dem Fruchtfleische des Pfirsichs ermittelten Bérard [7], H. Buignet [8] und P. Kulisch [9] folgende Bestandtheile:

Bezeichnung	Wasser %	Gesammtsäure, als Aepfelsäure berechnet %	Invertzucker %	Rohrzucker %	Stickstoff- substanz %	Mineral- bestandtheile %	Analytiker
Pfirsiche	80,20	1,10	11,60		—	—	Bérard [7]
Pfirsiche, nach dem Abnehmen vom Baume gereift	—	0,75	1,07	0,92	—	—	H. Buignet [8]
Pfirsiche, grün, bei Beginn des Reifens	—	3,77	1,77	4,22	—	—	
Amsden-Pfirsich	88,70	0,52	2,05	5,52	1,106	0,415	P. Kulisch [9]
Pfirsich, Schöne von Doué . .	89,10	0,50	2,14	5,72	0,813	0,617	

[1] J. König, Chemie der menschlichen Nahrungs- und Genußmittel. 3. Auflage. 1893. **2**. 814.
[2] Repert. analyt. Chemie 1883. **3**. 290.
[3] Chem.-Ztg. 1884. 8. 1726.
[4] Annal. Chem. Pharm. 1857. **101**. 219.
[5] Jahresbericht f. Agrikulturchemie 1861/62, S. 51.
[6] Neue landwirthschaftl. Ztg. 1871, S. 960.
[7] Die Landwirthschaft von Boussingault. Deutsch von N. Gräger. 1851, S. 313.
[8] Annal. chim. phys. [3.] 1861. **61**. 233.
[9] Zeitschr. angew. Chemie 1894, S. 150.

Die nähere Untersuchung der Mineralbestandtheile der beiden von P. Kulisch geprüften Pfirsichsorten ergab Folgendes:

Bezeichnung	In 100 g Fruchtfleisch sind enthalten Gramm:				In 100 g Asche sind enthalten Gramm:			
	Kali	Kalk	Magnesia	Phosphorsäure (P_2O_5)	Kali	Kalk	Magnesia	Phosphorsäure (P_2O_5)
Amsden-Pfirsich	0,208	0,036	0,020	0,053	50,1	8,6	4,8	12,7
Pfirsich, Schöne von Doué .	0,320	0,012	0,017	0,046	51,8	1,9	2,7	7,4

Von dem Amsden-Pfirsich wog eine Frucht im Mittel 71,42 g, ein Kern 3,61 g, von der anderen Pfirsichsorte wog eine Frucht 57,97 g, ein Kern 3,91 g. Die von Bérard untersuchten Pfirsiche hatten 1,20 % Schalen; J. König[1]) giebt den Gehalt der Pfirsiche an Kernen zu 4,6 bis 6,8 % an.

F. H. Storer[2]) untersuchte die harte Schale der Pfirsichkerne und H. Ritthausen[3]) stellte aus den Pfirsichkernen einen dem Konglutin der Lupinen ähnlichen Eiweißkörper dar. Der Gehalt der Pfirsichkerne an Amygdalin ist sehr hoch; E. Lehmann[4]) fand darin 2,35 % Amygdalin.

Der Saft des Pfirsichs zeigte nach einer Untersuchung von P. Kulisch[5]) das spezifische Gewicht 1,0500 bei 17,5 ° C. und enthielt 0,61 g Säure, als Aepfelsäure berechnet, 1,96 g Invertzucker und 7,00 g Rohrzucker in 100 ccm.

Von einigen amerikanischen Pfirsichen[6]) wurde folgende Zusammensetzung festgestellt:

Bezeichnung	Trockensubstanz in 100 g Fruchtfleisch g	Dichte des Pfirsichsaftes	In 100 g Pfirsichsaft waren enthalten:		
			Invertzucker g	Rohrzucker g	Gesammtsäure, als Aepfelsäure berechnet g
Früher York-Pfirsich, reif	—	1,045 bei 25 ° C.	1,92	6,09	0,57
desgl. fast reif	10,96	1,039 bei 25 ° C.	1,36	4,12	0,53
Crawford-Pfirsich, fast reif . . .	—	1,050 bei 18 ° C.	2,19	7,02	1,08
desgl. mürb	11,36	1,055 bei 18 ° C.	1,70	8,94	0,96
desgl. nicht mürb	11,88	1,045 bei 22 ° C.	1,67	5,92	0,81

In zwei Pfirsichproben wurden folgende Mineralbestandtheile bestimmt:

Bezeichnung	In 100 g der Asche des Fruchtfleisches waren enthalten:				
	Kali (K_2O) g	Kalk (CaO) g	Magnesia (MgO) g	Eisenoxyd (Fe_2O_3) g	Phosphorsäure (P_2O_5) g
Crawford-Pfirsich, gesund . .	74,46	2,64	6,29	0,58	16,02
desgl. krank	71,30	4,68	5,49	0,46	18,07

[1]) J. König, Chemie der menschlichen Nahrungs- und Genußmittel. 3. Auflage. 1893. 2. 814.
[2]) Bull. Bussey Instit. 1876. 1. 372.
[3]) Journ. prakt. Chemie [2]. 1882. 26. 440.
[4]) Neues Repert. Pharm. 1874. 23. 449.
[5]) Landwirthschaftl. Jahrb. 1892. 21. 444.
[6]) Tenth Annual Report of the Board of Control of the State Agricultural Experiment Station at Amherst (Mass.) 1892. Boston 1893, S. 324 und 328.

Für die ganzen Früchte der verschiedenen Pflaumenarten, einschließlich der Kerne, hat J. König[1] aus einem Theile der vorher mitgetheilten Einzel-Analysen die nachstehenden Mittelwerthe berechnet:

Bezeichnung	Zahl der Analysen	Wasser %	Reduzirender Zucker, als Traubenzucker berechnet %	Gesammtsäure, als Aepfelsäure berechnet %	Eiweiß %	Holzfaser und Kerne %	Mineral-bestandtheile %
Zwetschen	4	81,18	6,15	0,85	0,78	5,41	0,71
Andere blaue Pflaumen . . .	3	84,86	3,56	1,50	0,40	4,34	0,66
Renekloden	2	80,28	3,16	0,91	0,41	3,39	0,39
Mirabellen	2	79,42	3,97	0,53	0,38	4,99	0,64
Aprikosen	6	81,22	4,69	1,16	0,49	5,27	0,82
Pfirsiche	5	80,03	4,48	0,92	0,65	6,06	0,69

Im Anschlusse an die vorstehenden Analysen der frischen Früchte mögen noch die Ergebnisse der in der Literatur sich findenden Untersuchungen der getrockneten Pflaumenarten mitgetheilt werden. Getrocknete Zwetschen sind schon wiederholt zur Darstellung von Branntwein verwendet worden[2].

Bezeichnung	Wasser %	Reduzirender Zucker, als Traubenzucker berechnet %	Gesammtsäure, als Aepfelsäure berechnet %	Stickstoff-substanz %	Holzfaser %	Mineral-bestandtheile %	Analytiker
Pflaumen	30,03	42,28	1,74	1,31	1,34	1,18	J. Bertram[3]
Zwetschen, französische	32,20	48,10	2,50	—	—	—	
desgl., Württemberger, 1. Qualität .	27,90	56,30	3,00	—	—	—	} A. Faißt[4]
desgl., Württemberger, 2. Qualität .	27,90	47,60	3,90	—	—	—	
Schwarze Marseiller Pflaumen . .	31,95	23,28	1,24	—	—	—	} F. Sestini[5]
Weiße italienische Pflaumen . . .	33,05	31,95	1,94	—	—	—	
Schwarze Pflaumen	42,62	35,91	—	1,93	1,26	1,35	} J. König und
desgl.	25,09	59,20	2,80	1,34	1,75	1,40	C. Krauch[6]
Mittel	29,30	44,41	2,45	1,53	1,45	1,31	

In getrockneten Zwetschen mit den Steinen fand A. Faißt[7]:

Bezeichnung	Wasser %	Reduzirenden Zucker %	Steine %
Zwetschen von Hohenheim . . .	27,17	30,59	14,73
desgl. von Feuerbach	20,77	31,12	16,33
desgl. von Fellbach	25,00	32,52	18,50
desgl.	28,81	32,51	17,02
desgl.	30,33	33,79	16,71

[1] J. König, Chemie der menschlichen Nahrungs- und Genußmittel. 3. Auflage. 1889. 1. 772, 773, 774.
[2] Pharm. Ztg. 1833, S. 92; Pharm. Centralbl. 1833. 4. 352; Dizé und Lobibert, Journ. chim. méd. Juni 1834, S. 331; Pharm. Centralbl. 1834. 5. 604.
[3] Landwirthschaftl Versuchsstationen 1876. 19. 401.
[4] Württemb. Gewerbebl. 1852, S. 135.
[5] Bull. soc. chim. [2]. 1867. 7. 736.
[6] J. König, Chemie der menschlichen Nahrungs- und Genußmittel, Berlin 1889. 1. 779.
[7] Dingler's polytechn. Journ. 1853. 127. 316.

J. Bertram[1]) fand in den getrockneten Pflaumen außerdem kleine Mengen Rohr=
zucker (0,2 bis 5 %) und Stärke (0,22 %). Der weiße Ueberzug, den man oft auf ge=
trockneten Pflaumen beobachtet, besteht nach M. Hebberling[2]) aus Fruchtzucker (Lävulose),
nach H. Ludwig[3]) aus rechtsdrehender Dextrose. Den Kerngehalt der getrockneten Zwetschen
giebt J. König[4]) zu 13,7 bis 16,4 % an.

Ueberschaut man die vorstehenden, ziemlich zahlreichen Untersuchungen von Pflaumenarten,
so ist festzustellen, daß sie zwar für die meisten Bestandtheile dieser Obstarten ausreichen; ins=
besondere sind die Angaben über ihren Gehalt an Wasser und Trockensubstanz, Gesammtsäure,
Stickstoffsubstanz und Mineralstoffen durchaus einwandsfrei. Indessen gerade über den für
die Branntweinbereitung wichtigsten Bestandtheil, den Zucker, geben die vorliegenden Unter=
suchungen nur zu einem ganz geringen Theil genügende Auskunft; die Mehrzahl derselben ist
sogar geeignet, ein ganz falsches Bild von dem Zuckergehalte der Pflaumenarten zu geben.
Obwohl Buignet bereits im Jahre 1861 nachgewiesen hatte, daß in allen Pflaumenarten
reichliche Mengen Rohrzucker enthalten sind, die den Gehalt an Invertzucker vielfach recht er=
heblich überschreiten, hat doch die Mehrzahl der späteren Analytiker sich mit der Bestimmung
des direkt reduzirenden Zuckers, des Invertzuckers, begnügt, den Rohrzucker aber nicht berück=
sichtigt oder auch übersehen. So kommt es, daß die meisten in der Literatur sich findenden
Angaben über den Gesammtzuckergehalt der Pflaumenarten so niedrig sind und dem süßen Ge=
schmacke der Mehrzahl dieser Obstarten garnicht entsprechen; ein so geringer Zuckergehalt würde
die Darstellung von Pflaumenbranntweinen selbst unter den günstigsten Ernteverhältnissen
kaum lohnen.

Die Untersuchungen des Verfassers über die Zusammensetzung der Pflaumensäfte werden
in einem späteren Abschnitte (S. 76) mitgetheilt werden.

II. Die Darstellung des Zwetschenbranntweines.

Wie alle übrigen Obstbranntweine wird auch der Zwetschenbranntwein fast ausschließlich
in kleinen und kleinsten Betrieben dargestellt. Für den Großbetrieb eignet sich dieser land=
wirthschaftliche Gewerbszweig weniger, weil die Zeit der Erzeugung während des Jahres nur
eine beschränkte und der Ernteertrag sehr schwankend ist; für die Branntweinbereitung kommen
überdies nur diejenigen Zwetschenmengen in Betracht, die nicht als Rohobst oder in Form von
Konserven (getrocknete Zwetschen, Zwetschenmus u. s. w.) besser verwerthet werden können.

Als Produktionsländer des Zwetschenbranntweines und anderer Pflaumenbranntweine
sind in erster Linie die österreichisch=ungarischen Kronländer zu nennen; in Südungarn, Syrmien,
Slavonien, Bosnien, Dalmatien, Böhmen, Mähren wird ziemlich viel Zwetschenbranntwein
gebrannt und ein Theil desselben exportirt. Er führt dort den Namen Schljiwowitza, aus
dem die auch in Deutschland gebräuchlichen Bezeichnungen Sliwowitz, Slivowitz, Slibowitz,
Schliwowitza entstanden sind; ein in Dalmatien aus Pfirsichen dargestellter, sehr aromatischer
Branntwein wird Maraschino genannt. Auch in Serbien, der Schweiz, Baden, Württem=
berg, Elsaß=Lothringen und Südfrankreich werden große Mengen Pflaumen auf Branntwein

---

[1]) Landwirthschaftl. Versuchsstationen 1876. **19**. 401.
[2]) Gewerbeblatt f. d. Großherzogth. Hessen 1870, S. 116; Dingler's polytechn. Journ. 1870. **197**. 384.
[3]) Arch. Pharm. [2]. 1870. **143**. 53.
[4]) J. König, A. a. O. 1893. **2**. 814.

verarbeitet. Der Zwetschenbranntwein hat als Gegenstand des Verzehrs im Allgemeinen nur eine örtliche Bedeutung; während der Kirschbranntwein sich als sogenannter Edelbranntwein ein weit verbreitetes Absatzgebiet erobert hat, ist dies bei dem Zwetschenbranntwein weit weniger der Fall, trotzdem er im Preise erheblich niedriger steht.

Ueber die Darstellung des Zwetschenbranntweines liegen in der Literatur nur wenige Mittheilungen vor. In Deutschland, Frankreich und in der Schweiz erfolgt sie im Allgemeinen in derselben Weise wie die des Kirschbranntweines. Die Zwetschen werden mit hölzernen Stampfen oder zwischen den Walzen einer Obst- oder Traubenmühle (Kelter) zerquetscht. Die Maische wird in Bottichen, die theils bedeckt, theils offen sind, der Selbstgährung überlassen; da die zuckerreichen und eiweißarmen Pflaumenmaischen ziemlich schwergährig sind, wird mitunter eine kleine Menge Preßhefe zugesetzt. Die Gährtemperatur beträgt zweckmäßig 15 bis 18° C. Sofern die Fruchtmaische nicht mit einem durchlochten Boden bedeckt ist, der die festen Bestandtheile (Kerne, Fruchtfleisch, Schalen) der Maische unter der Oberfläche des allmählich austretenden Saftes hält, muß die Maische häufig mit Holzkrücken umgerührt werden, um die Essigsäurebildung in den die Flüssigkeit überragenden Trestern zu verhindern. Die Hauptgährung ist in 8 Tagen bis 4 Wochen beendigt; eine langsame Nachgährung hält noch lange Zeit an.

Die vergohrene Maische unterwirft man nach der Vollendung der Hauptgährung entweder alsbald der Destillation, oder man läßt sie in geschlossenen Fässern noch einige Monate lagern. Im ersteren Falle gewinnt man den gewöhnlichen Zwetschenbranntwein, im letzteren den sogenannten Zwetschenbranntwein-Spätbrand, der sich durch einen stärkeren Fruchtgeschmack und ein feineres Aroma auszeichnen soll. Während sich P. Behrend[1]) günstig über den Spätbrand ausspricht, bezeichnen R. Ulbricht und L. von Wágner[2]) das lange Stehenlassen der Zwetschenmaische als nutzlos, da das Erzeugniß an Feinheit des Geruches und Geschmackes hierdurch nicht gewinne, und als gefährlich, da die Maische leicht durch Essigstich und Schimmelbildung leiden oder verderben könne.

Die Destillation des Zwetschenbranntweines erfolgt in ebenso primitiver Weise wie die des Kirschbranntweines; dieselben einfachen Apparate, in denen im Sommer der Kirschbranntwein destillirt wird, dienen im Herbst zur Herstellung des Zwetschenbranntweines. Meist wird die Maische über freiem Feuer, nur ausnahmsweise mit Dampf abdestillirt. Um das Anbrennen der Maische zu vermeiden, muß diese während des Anwärmens tüchtig durchgerührt werden, wodurch nicht unbeträchtliche Mengen Alkohol und Buketstoffe verloren gehen. Gegen das Ende der Destillation brennt die dicke, mit Zwetschenkernen durchsetzte Fruchtmaische meist an, wodurch das Destillat trübe wird; es ist daher gewöhnlich eine zweite Destillation, die sogenannte Läuterung, nothwendig. Ist der erzielte Branntwein zu alkoholreich, so wird er, dem Geschmacke der Abnehmer entsprechend, mit Wasser auf den gewünschten Alkoholgehalt verdünnt; da hierzu gewöhnlich Brunnenwasser verwendet wird, gelangen auf diese Weise kleine Mengen der festen Wasserbestandtheile, insbesondere Kalksalze und mitunter auch Chloride, in den Zwetschenbranntwein. Auch organische feste Bestandtheile gelangen bei

---

¹) P. Behrend, Kurzgefaßte Anleitung zum praktischen Brennereibetrieb. Stuttgart 1888, bei Eugen Ulmer.

²) R. Ulbricht und L. von Wágner, Handbuch der Spiritusfabrikation. Weimar 1888, bei Bernhard Friedrich Voigt. S. 240.

der Destillation der Zwetschenmaische in das Destillat. Die Maische siedet unter starkem Schäumen und Blasenwerfen, so daß kleine Theilchen derselben durch den Dampf mit übergerissen werden[1]. Aus diesem Grunde hinterlassen die Zwetschenbranntweine beim Eindampfen auf dem Wasserbade fast stets einen geringen Rückstand, der beim Erhitzen verkohlt und kleine Mengen einer kalkhaltigen Asche hinterläßt.

Die Kühlröhre bezw. Kühlschlange, in der sich die Branntweindämpfe verdichten und durch die der flüssige Branntwein abfließt, besteht aus Kupfer. Da jeder Zwetschenbranntwein zu Folge seiner Darstellung kleinere oder größere Mengen Essigsäure und andere Säuren enthält, ist somit die Möglichkeit gegeben, daß derselbe mehr oder weniger kupferhaltig wird. Zwar greift die Essigsäure blankes, metallisches Kupfer in der Kälte nicht an; sobald sich aber an der Oberfläche der nur zeitweise benutzten, der Reinigung nur schwer zugänglichen Kühlschlangen unter dem Einflusse von Luft, Wasser und Kohlensäure basisch kohlensaures Kupferoxyd gebildet hat, wird dieses von der hindurchfließenden Essigsäure gelöst. In dieser Beziehung liegen indessen die Verhältnisse bei dem Zwetschenbranntweine erheblich günstiger als beim Kirschbranntweine. Wenn nämlich letzterer destillirt wird, stehen die Apparate meist viele Monate unbenutzt, so daß reiche Gelegenheit zur Grünspanbildung in der Kühlröhre gegeben ist; nach G. Brigel[2] ist das erste Kirschbranntweindestillat der „Kampagne“ in Folge seines Kupferreichthums oft ganz grün gefärbt. Durch den Kirschbranntwein findet gewissermaßen eine Reinigung der Kühlröhre von Kupfersalzen statt, so daß die Röhre zu der Zeit, wo der Zwetschenbranntwein destillirt wird, eine ziemlich blanke Oberfläche hat. Der Zwetschenbranntwein enthält daher meist nur kleine Mengen Kupfer oder ist ganz frei von dieser Verunreinigung.

Von Bedeutung für die Zusammensetzung des Zwetschenbranntweines ist die Frage, ob bei der Herstellung desselben die Steine (Kerne) in der Maische verbleiben und ob sie ganz oder zum Theil zertrümmert werden oder ganz unverletzt bleiben. Wie bei den Kirschen ist auch in den Samen sämmtlicher Pflaumenarten Amygdalin enthalten, das unter dem Einflusse gewisser Enzyme, insbesondere des ebenfalls in den Samen sich findenden Emulsins, sowie durch die Einwirkung verdünnter Säuren in Dextrose, Benzaldehyd und Blausäure zerfällt. Eine wie große Menge Blausäure aus Zwetschenkernen entstehen kann, ergiebt sich aus den Versuchen von J. B. Enz[3], der die Herstellung eines Zwetschenkernwassers (Aqua nucleorum Pruni domesticae) als billigen Ersatz für Bittermandel- und Kirschlorbeerwasser vorschlug. Falls daher die Zwetschen mit den Kernen vergohren werden, ist somit die Möglichkeit gegeben, daß in der Maische Benzaldehyd und Blausäure gebildet werden, die bei der Destillation in den fertigen Zwetschenbranntwein gelangen.

Während die Mehrzahl der Lehrbücher keinen Zweifel darüber zuläßt, daß die Zwetschenmaischen mitsammt den Kernen der Gährung unterworfen werden (in dem Handbuche von R. Ulbricht und L. von Wágner[4] wird sogar an zwei Stellen unmittelbar hierauf Bezug genommen), giebt G. Brigel[5] ausdrücklich an, daß die Zwetschen vor der Vergährung voll-

---

[1] J. Neßler, Arch. Pharm. 1881. **219.** 162; J. Neßler und M. Barth, Zeitschr. analyt. Chemie 1883. **22.** 35.

[2] Neues Repert. f. Pharm. 1873. **22.** 297.

[3] Vierteljahresschr. prakt. Pharm. 1863. **12.** 67.

[4] R. Ulbricht und L. von Wágner, Handbuch der Spiritusfabrikation. Weimar 1888, S. 239 u. 321.

[5] Neues Repert. f. Pharm. 1873. **22.** 397.

ständig von den Kernen befreit würden. Dieser Angabe muß widersprochen werden. Wenn auch hier und da vielleicht die Zwetschen vor der Verarbeitung vollständig entfernt werden mögen, so findet dies doch im Allgemeinen sicher nicht statt; diese Arbeit wäre viel zu mühsam und mit Kosten verknüpft, die die Zwetschenbrennerei unrentabel machen würden. Bei zahlreichen Umfragen, die der Verfasser bei Zwetschenbrennern in verschiedenen Theilen des badischen und württembergischen Schwarzwaldes veranstaltet hat, wurde ihm übereinstimmend mitgetheilt, daß die Zwetschenmaischen stets mitsammt den Kernen vergohren werden. Auf das Zertrümmern der Zwetschenkerne wird meist kein Werth gelegt und mit Absicht geschieht dies nicht; doch wurde es als nicht ausgeschlossen bezeichnet, daß beim Zerstampfen der Früchte einzelne Kerne mit zerquetscht werden. In einer größeren Menge Zwetschenmaische, die dem Gesundheitsamte aus Elsaß-Lothringen zugesandt war, fanden sich zwar zahlreiche Zwetschenkerne, aber fast alle in unverletztem Zustande; nur ganz vereinzelt beobachtete man zerquetschte Kerne.

Fast noch primitiver als in Deutschland wird der Zwetschenbranntwein in den slavischen Ländern Oesterreich-Ungarns hergestellt. M. Petrowitsch[1] theilt hierüber Folgendes mit: „Der bedeutende Säuregehalt bei den meisten Zwetschenbranntweinen hat in der Behandlung der Maische seine Ursache. Die Gährung der Zwetschen wird in offenen Gefäßen sich selbst überlassen und dauert ziemlich lange, da Eiweißstoffe nicht hinlänglich vorhanden sind, um stürmische Gährung zu veranlassen. Essigsäurebildung kann unter solchen Umständen nicht ausbleiben. Bei der Destillation giebt dieselbe dann sehr leicht Veranlassung zur Bildung löslicher Kupfersalze, von denen man Spuren in vielen Proben antrifft. In Bosnien und Slavonien hält man nur die Maische, nicht aber den Branntwein vorräthig, sondern derselbe wird kurz vor dem Gebrauch — gewöhnlich vor großen Festtagen — in voraussichtlich erforderlicher Menge in einheimischen kleinen Apparaten gebrannt. Alle bosnischen Branntweine, die untersucht wurden, hatten deutlichen Rauchgeschmack. Aber auch in Südungarn sind die Brennapparate zumeist von primitiver Form. Nur ausnahmsweise wird die Destillation wiederholt, Regel ist es, daß gleich das erste Destillat als Branntwein verkauft und genossen wird. Man hat es also eigentlich mit Lutter zu thun, und darin findet der verhältnißmäßig geringe und in weiten Grenzen schwankende Alkoholgehalt seine Erklärung. Wenn die Destillation ihren Anfang nimmt, so achtet man auf die Art des Abtröpfelns, da dieselbe von Einfluß auf die Qualität des Getränkes ist. Je schneller die Tropfen sich folgen, desto mehr Säure kommt in den Branntwein hinein, doch auch zu langsam darf es nicht geschehen, sondern es muß immer ein gewisses Maaß sein, welches die Praktiker beflissen sind, einzuhalten. Die überdestillirenden Tropfen fallen zuerst in eine untergestellte Nußschale und aus dieser erst in das Auffanggefäß. Einige Zeit nach Beginn der Destillation ist die Nußschale ganz mit Schaum bedeckt, und das Destillat wird so lange aufgefangen, als dieser Schaum nicht verschwindet. Dies ist der Zeitpunkt zum Abbrechen. Ein anderer Prober ist nicht gebräuchlich.“

III. Frühere Untersuchungen über die Vergährung von Zwetschen- und anderen Pflaumen-Maischen.

Die Vergährung der Zwetschenmaischen ist bisher selten an der Hand der chemischen Untersuchung verfolgt worden; nur J. Boussingault[2] hat sich eingehend mit dieser Aufgabe

---

[1] Ztschr. analyt. Chemie 1886. **25**. 196.
[2] Annal. chim. phys. [4] 1866. **8.** 210.

befaßt. Seine ersten Versuche führte Boussingault mit den kleinen, süßen, gelben Mirabellen aus. 9,650 kg von den Kernen befreite, vollständig reife Mirabellen wurden, ohne
sie zu zerquetschen, in eine Glasflasche gebracht und diese soweit geschlossen, daß zum Entweichen der bei der Gährung entstehenden Kohlensäure nur eine enge Oeffnung verblieb. Es
sammelte sich bald in der Flasche eine hellgelbe Flüssigkeit, die sich allmählich vermehrte; nach
22 Tagen war die Gährung, die bei 20—24° C. verlief, der Hauptsache nach beendet. Die
Maische hatte einen weinigen Geruch mit charakteristischem Mirabellenaroma. Das Gewicht
der vergohrenen Maische betrug 9,130 kg; durch Abtropfenlassen wurden 5,660 kg eines
gelben Saftes und 3,470 kg noch sehr saftreiche Trester gewonnen. Beide Theile, sowie
auch die zu dem Versuche benutzten frischen Mirabellen wurden chemisch untersucht. Während
der Saft ohne Weiteres verwandt wurde, wurden je 200 g der frischen Mirabellen und der
safthaltigen Trester wiederholt mit Wasser zerrieben und durch ein Tuch abgepreßt, bis die
Flüssigkeit ein Liter betrug. Die Untersuchung wurde nach folgenden Verfahren ausgeführt:

1. Der reduzirende Zucker wurde mit Fehling'scher Lösung titrirt. Während
sich das Verfahren bei den frischen Fruchtsäften gut bewährte, war bei den vergohrenen Säften in Folge des Auftretens einer grünlich-gelben Farbe die Endreaktion schwer zu erkennen und unsicher. Um diesen Uebelstand zu vermindern
oder zu beseitigen, wurden die Flüssigkeiten einige Augenblicke mit 2—3 ccm
Salzsäure gekocht. Boussingault bezeichnet den reduzirenden Zucker der Pflaumen
als Glykose (Traubenzucker), berechnet ihn jedoch richtig als Invertzucker; die
Fehling'sche Lösung wurde nämlich auf invertirten Rohrzucker eingestellt.

2. Bestimmung des Rohrzuckers. Die Bestimmung des reduzirenden Zuckers
in den Mirabellen führte zu verhältnißmäßig niedrigen Werthen, die vermuthen
ließen, es sei noch eine andere Zuckerart vorhanden (Rohrzucker), die auf Fehling'sche
Lösung nicht einwirke. Boussingault bestimmte daher auch den Rohrzucker,
indem er die frischen Säfte mit einigen Prozent Salzsäure kochte und alsdann
den Invertzuckergehalt ermittelte. Von dem gesammten, nach der Inversion gefundenen Invertzucker wurde der ursprünglich vorhandene, vor der Inversion
ermittelte Invertzucker abgezogen und der Unterschied durch Multiplikation mit
0,95 auf Rohrzucker berechnet.

3. Die Säure wurde mit Kalkwasser titrirt, das auf Schwefelsäure von bekanntem
Gehalte eingestellt war. Die vergohrenen Säfte wurden vorher zur Vertreibung
der Kohlensäure 10 bis 15 Minuten gekocht; die flüchtigen Fettsäuren sollen
dabei nicht merklich verflüchtigt werden. Anfangs verwandte Boussingault als
Indikator Lackmustinktur, später, da er bei gefärbten Säften auf Schwierigkeiten stieß, Lackmuspapier. Die freie Säure der Früchte berechnete er auf
Schwefelsäurehydrat $H_2 SO_4 = 98$; im Folgenden sind diese Werthe durch Multiplikation mit $\frac{134}{98} = 1{,}367$ auf Aepfelsäure $C_4 H_6 O_5 = 134$ umgerechnet worden.

4. Bestimmung des Ammoniaks. 100 ccm Saft wurden mit 200 ccm von
Ammoniak freiem Wasser verdünnt, zur Vertreibung der Kohlensäure gekocht, mit
1 bis 2 g gebrannter Magnesia versetzt, das Ammoniak abdestillirt und titrirt.

5. Zur Bestimmung des Alkohols wurden von 300 ccm vergohrenem Frucht-

saft 100 ccm abdestillirt und im Destillate der Alkohol mit Hülfe eines Alkoholometers ermittelt. Boussingault nimmt an, daß er wahrscheinlich stets etwas zu wenig Alkohol gefunden habe, da mit den ersten 100 ccm Destillat nicht aller Alkohol übergegangen sei.

Das Ergebniß der Untersuchungen war folgendes. In den 9,65 kg frischen Mirabellen waren enthalten: 825,56 g Invertzucker, 796,99 g Rohrzucker, 39,59 g Gesammtsäure, als Aepfelsäure berechnet, und 0,320 g Ammoniak. Der Rohrzucker wird vor der Gährung durch das Invertin der Hefe invertirt, kommt daher als Invertzucker zur Geltung. 796,99 g Rohrzucker liefern $\frac{796,99}{0,95} = 838,97$ g Invertzucker; der Gesammt-Invertzuckerwerth der 9,65 kg Mirabellen ist somit gleich $825,56 + 838,97 = 1664,53$ g. Die vergohrene Maische (Saft und Trester zusammen) wog 9,13 kg und enthielt 98,05 g Invertzucker, 380,61 g Alkohol, 108,29 g Säure, als Aepfelsäure berechnet, und 0,034 g Ammoniak. Es hat somit das Gewicht der Maische um 520 g, der Invertzuckerwerth um 1566,48 g und der Ammoniakgehalt um 0,286 g abgenommen, dagegen der Säuregehalt um 68,70 g zugenommen; ferner sind durch die Gährung 380,61 g Alkohol entstanden.

Bemerkenswerth an diesem Ergebnisse ist die geringe Ausbeute an Alkohol und die starke Vermehrung der Säure. Die 1566,48 g Invertzucker, die bei der Gährung verschwinden, sollten nach der Theorie etwa 800 g Alkohol liefern, statt der wirklich gewonnenen 380,61 g. Boussingault kommt daher zu der Annahme, in den Mirabellen sei nicht Rohrzucker, sondern ein anderes Kohlenhydrat enthalten, das nicht reduzirend wirke und nicht vergährbar sei, aber durch Salzsäure in reduzirenden Zucker umgewandelt werde. Berücksichtigt man nur den als solchen vorhandenen Invertzucker (825,55 g), so sind davon 727,50 g oder 94,1 Prozent vergohren und lieferten 380,61 g Alkohol, während nach der Theorie 372 g entstehen sollten. Auch die starke Säurevermehrung vermochte Boussingault nicht zu erklären; es war weder Milchsäure- noch Essigsäuregährung nachweisbar.

Zur Aufklärung dieses eigenthümlichen Verhaltens der Mirabellen bei der Gährung führte Boussingault[1] im folgenden Jahre neue diesbezügliche Versuche aus. 2419,8 g Mirabellen ohne Steine wurden, ohne sie zu zerstampfen, in eine Glasflasche gebracht, die mit einem durchbohrten Stopfen verschlossen wurde; durch die Bohrung führte ein zweimal gebogenes Rohr, dessen freies Ende in Quecksilber tauchte, so daß die bei der Gährung entstehende Kohlensäure entweichen konnte, die Maische aber von der Luft vollständig abgeschlossen war. Die Gährung dauerte 20 Tage. Die vergohrene Maische wog 2251,5 g und bestand aus 1214,7 g abgetropfter Flüssigkeit und 1036,8 g safthaltigen Trestern. Die chemische Untersuchung der 2419,8 g Mirabellen ergab einen Gehalt von 225,79 g Invertzucker, 193,07 g Rohrzucker und 26,26 g Säure, als Aepfelsäure berechnet; der Invertzuckerwerth der Mirabellen ist gleich $225,79 + \frac{193,07}{0,95} = 429,03$ g. In den 2251,5 g der vergohrenen Mirabellenmaische waren 47,86 g Invertzucker, 18,58 g Säure, als Aepfelsäure berechnet, und 137,93 g Alkohol enthalten. Bei der Gährung sind somit 381,17 g Invertzucker und 7,68 g Säure verschwunden und 137,93 g Alkohol entstanden. Die vergohrenen 381,17 g Invertzucker sollten nach der Theorie nahezu 195 g Alkohol liefern statt der 137,93 g, die in

---

[1] Annal. chim. phys. [4] 1867. **11.** 434.

Wirklichkeit gefunden wurden (71 Prozent der theoretischen Alkoholausbeute). Die Säure hat bei diesem Versuche um 22 Prozent abgenommen; bei dem ersten Versuche war offenbar der Zutritt der Luft die Ursache der Säurevermehrung.

Wiederum hatte sich somit ergeben, daß die Mirabellen ein nicht vergährendes und nicht reduzirendes Kohlenhydrat enthalten, das durch Salzsäure in reduzirenden Zucker übergeführt wird. Boussingault bewies dies dadurch, daß er sowohl in dem flüssigen als auch in dem festen (Trester=) Theile der vergohrenen Mirabellenmaische den Invertzucker direkt und nach der Inversion durch Erhitzen mit 4 Prozent Salzsäure bestimmte. Er fand:

	Invertzucker direkt	Invertzucker nach dem Kochen mit Salzsäure
in 1 kg des flüssigen Theiles der vergohrenen Maische	18,78 g	30,94 g
in 1 kg der safthaltigen Trester der vergohrenen Maische	24,17 g	39,81 g

Aber selbst wenn man diese Menge eines unvergährbaren Kohlenhydrates in Rechnung zieht, ist die aus dem vergährbaren Zucker der Mirabellen erzielte Ausbeute noch schlecht; sie beträgt nur 78 Prozent der theoretischen Ausbeute. Durch diese Versuche ist gleichzeitig bewiesen, daß in den Mirabellen neben Invertzucker und dem nicht vergährbaren Kohlenhydrat auch noch Rohr=zucker enthalten ist; denn es wurde erheblich mehr Alkohol erzeugt, als aus dem vorhandenen Invertzucker entstehen kann.

Weiter führte Boussingault Gährversuche mit Zwetschen aus. 6639,6 g Zwetschen ohne Steine wurden in einer Glasflasche der Gährung unterworfen, die 26 Tage dauerte; wie bei dem vorigen Versuche wurde auch hier die Luft abgeschlossen. Die vergohrene Maische wog 6220,5 g und bestand aus 3989,3 g Saft und 2231,2 g safthaltigen Trestern. Die 6639,6 g frische Zwetschen enthielten 505,54 g Invertzucker, 300,71 g Rohrzucker und 64,26 g Säure, als Aepfelsäure berechnet; der Gesammt=Invertzuckerwerth der Zwetschen betrug 823,60 g. Die 6220,5 g vergohrene Zwetschenmaische enthielten 42,29 g Invertzucker, 22,70 g Rohr=zucker, d. h. nach der Inversion reduzirenden Zucker, als Rohrzucker berechnet, 50,18 g Säure, als Aepfelsäure berechnet, und 351,85 g Alkohol; der Invertzuckerwerth der vergohrenen Maische beträgt 66,19 g. Es hat sich somit das absolute Gewicht der Maische durch das Vergähren um 419,1 g, der Invertzuckergehalt um 757,41 g und der Säuregehalt um 14,08 g vermindert; neu entstanden sind 351,85 g Alkohol. Hier ist die Alkoholausbeute recht gut; sie beträgt 91 Prozent der Menge, die aus dem verschwundenen Invertzucker theoretisch ent=stehen kann.

Noch günstiger war die Alkoholausbeute bei der Gährung von reinem Zwetschensaft. Die Zwetschen wurden zerstampft und der Saft durch ein Tuch filtrirt; derselbe war röthlich, schwach trübe und hatte die Dichte 1,068 bei 15,7° C. 800 ccm (gleich 854,40 g) des Saftes wurden in ähnlicher Weise wie bei dem vorigen Versuche 24 Tage der Gährung unterworfen. Der vergohrene Saft war klar, rubinroth, von weinigem Geruch und hatte nur wenig Bodensatz abgesetzt; sein Volumen betrug 787 ccm, sein Gewicht 808,25 g, seine Dichte 1,027 bei 15° C. In dem gesammten frischen Zwetschensaft (854,40 g) waren 61,31 g Invertzucker, 43,60 g Rohrzucker und 8,50 g Gesammtsäure, als Aepfelsäure be=rechnet, enthalten; der Gesammt=Invertzuckerwerth des frischen Saftes beträgt 107,21 g. Die 808,25 g des vergohrenen Saftes enthielten 4,69 g Invertzucker, 3,58 g nach der Inversion reduzirenden Zucker, als Rohrzucker berechnet, 5,40 g Säure, als Aepfelsäure berechnet, und 47,64 g Alkohol; der Gesammt=Invertzuckerwerth des vergohrenen Saftes beträgt 8,27 g. Es sind somit bei der Gährung 98,94 g Invertzucker und 3,10 g Säure verschwunden und 47,64 g Alkohol entstanden, d. h. 94 Prozent der Alkoholmenge, die aus den vergohrenen 98,94 g Invertzucker nach der Theorie entstehen kann.

Aus diesen Versuchen ergiebt sich, daß auch die Zwetschen ein nicht reduzirendes, unver=gährbares Kohlenhydrat enthalten, das durch Salzsäure in reduzirenden Zucker übergeführt wird. Seine Menge ist aber viel geringer als in den Mirabellen. Boussingault fügt hinzu, daß auf Zusatz von Alkohol zur vergohrenen Zwetschenmaische ein Niederschlag entsteht. Auch in der Zwetschenmaische sind kleine Mengen des reduzirenden Zuckers (Invertzuckers) der Gährung entgangen, aber weniger als in der Mirabellenmaische.

Um einen Vergleich mit den an späterer Stelle (S. 70) mitgetheilten Gährversuchen des Verfassers zu ermöglichen, sind in dem folgenden Täfelchen die Ergebnisse der Gährversuche von Boussingault, auf 100 Gewichtstheile Maische berechnet, zusammengestellt.

Bezeichnung	In 100 g Fruchtmaische sind enthalten:				Dichte des Saftes
	Direkt reduzi=render Zucker, als Invert=zucker berechn.	Nach der In=version reduz. Zucker, als Rohrzucker ber.	Säure, als Aepfelsäure berechnet	Alkohol	
	g	g	g	g	
Mirabellen ohne Steine, unvergohren	8,56	8,23	0,41	—	—
desgl., vergohren	1,07	—	1,19	4,17	—
Mirabellen ohne Steine, unvergohren	9,33	7,98	1,09	—	—
desgl., vergohren	2,13	1,31	0,83	6,13	—
Zwetschen ohne Steine, unvergohren	7,62	4,53	0,97	—	—
desgl., vergohren	0,68	0,36	0,81	5,66	—
Zwetschensaft, unvergohren . . .	7,18	5,10	1,00	—	1,068 bei 15,7° C.
desgl., vergohren	0,58	0,44	0,67	5,89	1,027 bei 15° C.

Sonstige Versuche über die Vergährung der Pflaumen sind bisher nicht ausgeführt worden. Josef Bersch[1]) giebt an, frischer Zwetschensaft zeige 16 bis 19 Saccharometer=grade, entsprechend einer Dichte von 1,066 bis 1,079 bei 17,5° C., vergohrener Zwetschen=saft 5 Saccharometergrade, entsprechend der Dichte 1,020 bei 17,5° C. Nach P. Behrend[2]) kann der Extraktgehalt der frischen Zwetschenmaische bis zu 22 Saccharometergraden (Dichte gleich 1,092 bei 17,5° C.) steigen.

IV. Die Zusammensetzung des Zwetschenbranntweines.

In großem Maßstabe unternommene Untersuchungen des Zwetschenbranntweines behufs Feststellung der Art und Menge seiner Nebenbestandtheile, der sogenannten alkoholischen Ver=unreinigungen, sind bisher noch nicht ausgeführt worden. Auch im Kleinen ist er nur selten Gegenstand der Untersuchung gewesen, so daß über seine chemische Zusammensetzung nur Weniges

<hr>

[1]) Josef Bersch, Gährungs=Chemie für Praktiker. Vierter Theil: Die Spiritusfabrikation und Preß=hefebereitung. Berlin bei Paul Parey. 1881, S. 265.
[2]) P. Behrend, Kurzgefaßte Anleitung zum praktischen Brennereibetrieb. Stuttgart 1885 bei Eug. Ulmer.

bekannt ist. An Anhaltspunkten dafür, welcher Art die Nebenbestandtheile des Zwetschenbrannt=
weines sein werden, fehlt es indessen nicht. Von vornherein ist eine gewisse Analogie zwischen
dem Zwetschenbranntweine und dem Kirschbranntweine nicht zu verkennen. Die Rohstoffe zu
ihrer Herstellung, die Kirschen und die Pflaumen, sind beides Steinfrüchte, die der Familie der
Prunus=Arten angehören, also nahe verwandt sind; ihre Zusammensetzung ist qualitativ nahezu
gleich, und nur die Mengenverhältnisse der einzelnen Bestandtheile weichen theilweise von ein=
ander ab. Die Art der Herstellung beider Branntweinarten ist genau die gleiche; sie werden
beide unter Verwendung derselben Gährbottiche und Destillationsapparate von denselben Brennern
dargestellt. Man wird daher bei der Untersuchung des Zwetschenbranntweines im Wesentlichen
auf dieselben Nebenbestandtheile Rücksicht zu nehmen haben, die in dem Kirschbranntweine
festgestellt worden sind. Da die Zwetschen zusammen mit den amygdalinhaltigen Kernen der
Gährung unterworfen werden, war, trotz gegentheiliger Angaben früherer Forscher, insbesondere
auch die Anwesenheit der Zersetzungsprodukte des Amygdalins, des Benzaldehyds und der
Blausäure, sowie des Oxydationsproduktes des Benzaldehydes, der Benzoësäure, zu vermuthen.

A. Ergebnisse der in großem Maßstabe ausgeführten Untersuchungen des Verfassers über die Zusammensetzung des Zwetschenbranntweines.

Die in großem Maßstabe ausgeführten Untersuchungen erstrecken sich auf zwei verschiedene
Sorten von Zwetschenbranntwein, auf gewöhnlichen Zwetschenbranntwein und auf sogenannten
Spätbrand. Der gewöhnliche Zwetschenbranntwein war durch Destillation der „weingaren“
Zwetschenmaische kurz nach Beendigung der Hauptgährung gewonnen worden. Zur Herstellung
des Zwetschenbranntwein=Spätbrandes war das Gährfaß nach Beendigung der Hauptgährung
möglichst fest zugeschlagen und etwa ein halbes Jahr stehen gelassen worden; erst nach Ablauf
dieser Zeit wurde zur Destillation der Maische geschritten. Beide Branntweinarten waren in
Elsaß=Lothringen hergestellt und auf Ansuchen des Gesundheitsamtes in liebenswürdigster Weise
von dem Direktor der Kaiserlichen landwirthschaftlichen Versuchsstation für Elsaß=Lothringen
in Colmar, früher in Rufach, Herrn Professor Dr. M. Barth, bei den Produzenten selbst
entnommen worden; die Reinheit und Unverfälschtheit der Proben darf daher als sichergestellt
angesehen werden. Die Proben wurden absichtlich nicht bei einem einzelnen großen Brenner,
sondern bei einer ganzen Reihe von Brennern aufgekauft, um eine möglichst gute Durchschnitts=
probe des in Elsaß=Lothringen hergestellten Zwetschenbranntweines zu erhalten; da die bäuerlichen
Kleinbrenner die Hauptmenge des Zwetschenbranntweines erzeugen, wurden die kleinen Betriebe
bei der Entnahme der Proben vorzugsweise berücksichtigt. Die einzelnen Proben wurden dann
zusammengemischt und in großen Korbflaschen an das Gesundheitsamt geschickt. Von dem
gewöhnlichen Zwetschenbranntweine wurde eine besonders große Menge (184 Liter) beschafft,
da ein Theil desselben nicht der fraktionirten Destillation unterworfen werden, sondern zu
besonderen Untersuchungen dienen sollte, welche die Beantwortung einiger im Laufe der Unter=
suchungen über den Kirschbranntwein aufgetauchter Fragen zum Zwecke hatten.

1. Die Zusammensetzung des gewöhnlichen Zwetschenbranntweines.

Der Zwetschenbranntwein war wasserhell und hatte den eigenartigen Geruch und Geschmack
dieses Branntweines. Seine Dichte bei 15° C., bezogen auf Wasser von derselben Temperatur,
war d $\left(\frac{15°}{15°} \text{ C.}\right)$ = 0,9378. Zur Bestimmung des Alkohols wurde der Branntwein mit Kali

deſtillirt und die Dichte des Deſtillates mit Hülfe des Dichtefläſchchens ermittelt; dieſelbe betrug d $\left(\frac{15^0}{15^0}\,\text{C.}\right) = 0{,}9377$; der Branntwein enthielt ſomit 41,01 Gewichtsprozent oder 48,42 Maßprozent Alkohol oder 38,43 g Alkohol in 100 ccm.

Die fraktionirte Deſtillation des Zwetſchenbranntweines erfolgte mit Zuſtimmung des Herrn Geheimen Regierungsraths Profeſſor Dr. M. Delbrück mit Hülfe des früher[1]) beſchriebenen Rektifikationsapparates des Vereins der Spiritusfabrikanten in Deutſchland; ſie wurde in derſelben Weiſe wie bei der Unterſuchung des Kirſchbranntweines geleitet. Der Vorlauf war klar und hatte einen ſtarken Geruch nach Aldehyd und ſpäter nach Eſſigäther und anderen Aethern; die Reaktion war neutral oder im Anfange ganz ſchwach ſauer. Man prüfte von Zeit zu Zeit kleine Mengen des Deſtillates mit m-Phenylendiaminchlorhydrat[2]) und durch ſchweflige Säure entfärbter Fuchſinlöſung[3]) auf Aldehyd und mit Guajaktinktur und verdünnter Kupferſulfatlöſung[4]) auf Blauſäure; ferner ſchichtete man kleine Mengen des Deſtillates mit konzentrirter Schwefelſäure und beobachtete die entſtehenden Zonenreaktionen der Vorlaufprodukte. Sobald dieſe ſich nicht mehr zeigten und der Geruch des Deſtillates rein geworden war, wurde die Vorlage gewechſelt und der nunmehr überdeſtillirende hochprozentige, reine Alkohol geſondert aufgefangen; ſchon hierbei konnte man feſtſtellen, daß der Zwetſchenbranntwein erheblich reicher an Vorlaufbeſtandtheilen war als die unterſuchten Kirſchbranntweinproben. Auch der reine Alkohol wurde im ſpäteren Verlaufe der Deſtillation von Zeit zu Zeit mit konzentrirter Schwefelſäure geprüft.

Sobald der Alkoholgehalt des Deſtillates nach Maßgabe der Ableſung an dem in dem Abflußrohre ſchwimmenden Alkoholometer ſchwächer zu werden begann und beim Schichten des Deſtillates mit konzentrirter Schwefelſäure eine ſchwache gelbliche Farbenreaktion eintrat, wurde die Vorlage abermals gewechſelt; alsbald machte ſich auch bereits ein fremder Geruch des Alkohols bemerkbar, der immer ſtärker wurde. Der Alkoholgehalt des Deſtillates ſank dann langſam bis auf etwa 90 Volumprozent; man wechſelte hier wieder die Vorlage und bezeichnete dieſen Theil des Deſtillates als „erſten Nachlauf". Nunmehr ſank der Alkoholgehalt des Deſtillates ſehr raſch, die Flüſſigkeit wurde trübe und es ſchwammen große Oeltropfen an ihrer Oberfläche, während der Alkoholgehalt bis auf Null herabging; ſchon beim Beginne des Trübewerdens des Deſtillates wurde der Waſſerzufluß zu der Dephlegmationsvorrichtung des Deſtillirapparates abgeſtellt.

Dieſer „zweite Nachlauf", der die größte Menge der Nachlaufbeſtandtheile des Zwetſchenbranntweines enthielt, hatte einen ſtarken Geruch, aus dem man deutlich die Gegenwart von Benzaldehyd, höheren Fettſäureeſtern und Amylalkohol erkennen konnte; die Menge der Nachlaufbeſtandtheile war erheblich größer als bei dem Kirſchbranntweine. Nachdem dieſer Geruch verſchwunden war, trat ein ſolcher nach höheren Fettſäuren und nach getrockneten Pflaumen auf, während an der Oberfläche der weniger getrübten, ſtark ſauren Flüſſigkeit kleine Fettflitterchen ſchwammen. Man wechſelte in dieſem Augenblicke die Vorlage und ſetzte die Deſtillation fort, bis der geſammte Inhalt der Blaſe übergetrieben war. Nach dem Erkalten der Blaſe wurde ſie mit Waſſer beſchickt und dieſes ebenfalls überdeſtillirt, um mit den Waſſerdämpfen alle noch in der Deſtillirkolonne verbliebenen flüchtigen Beſtandtheile in die

---

[1]) Arbeiten a. d. Kaiſerl. Geſundheitsamte 1895. **11.** 300.
[2]) Zeitſchr. Spiritusinduſtrie [2]. 1886. **9.** 519.
[3]) Compt. rend. 1867. **64.** 182.
[4]) Zeitſchr. analyt. Chemie 1869. **8.** 67.

Deſtillirvorlage überzuführen. Die ganzen letzten Deſtillate wurden als „dritter Nachlauf" bezeichnet.

Der Vorlauf und der „erſte Nachlauf" wurden noch mehrmals fraktionirt und aus ihnen noch erhebliche Mengen reinen Alkohols abgeſchieden. Man erhielt ſo einen ziemlich konzentrirten Vorlauf, eine verhältnißmäßig kleine Menge ſehr alkoholreichen „erſten Nachlauf", einen alkohol=armen, trüben „zweiten Nachlauf", auf deſſen Oberfläche die Mehrzahl der Nachlaufbeſtandtheile in der Form einer öligen Schicht ſchwamm, und einen alkoholfreien, ſtark ſauren und ſehr umfangreichen „dritten Nachlauf". Dieſe Flüſſigkeiten wurden im Laboratorium weiter verarbeitet.

a. Unterſuchung des Vorlaufes des Zwetſchenbranntweines.

Der Vorlauf des Zwetſchenbranntweines wurde noch mehrere Male der fraktionirten Deſtillation unter Verwendung eines ſtark dephlegmirenden Deſtillationsaufſatzes unterworfen und dadurch ein Theil des Alkohols entfernt. Der konzentrirte Vorlauf, der ſchwach ſauer reagirte, wurde mit Kalilauge ganz ſchwach alkaliſch gemacht und deſtillirt. Im Rückſtande hinterblieb faſt reines Chankalium mit nur geringen Spuren anderer Säuren. Man ſäuerte den Deſtillationsrückſtand mit Weinſäure an, deſtillirte die frei gemachte Blauſäure ab und leitete die Dämpfe in eine Löſung von Silbernitrat, bis kein Niederſchlag mehr entſtand. Das abgeſchiedene Chanſilber wurde abfiltrirt, ausgewaſchen, bei 100⁰ C. getrocknet und gewogen. Die Analyſe des Silberſalzes erfolgte durch Glühen einer abgewogenen Menge im Porzellan=tiegel und Wägung des metalliſchen Silbers.

0,4288 g Silberſalz hinterließen beim Glühen 0,3462 g metalliſches Silber.

0,3761 g   „   „   „   „   0,3040 g   „   „

	gefunden		berechnet für
	I	II	Chanſilber (AgCN)
Prozente Silber	80,74	80,83	80,56.

Beim Erhitzen im Glasröhrchen entſtand aus dem Silberſalz Changas, das man an der charakteriſtiſchen Flamme, mit der es brannte, erkannte. Das Silberſalz beſtand ſomit aus Chanſilber.

Die von dem Chankalium abdeſtillirte Flüſſigkeit, die alkaliſch reagirte, wurde mit ver=dünnter Schwefelſäure ganz ſchwach ſauer gemacht und deſtillirt. Die im Rückſtande verbliebenen ſchwefelſauren Salze der im Vorlaufe des Zwetſchenbranntweines enthaltenen Baſen wurden mit Kalilauge frei gemacht, deſtillirt und die Dämpfe in eine abgemeſſene Menge $\frac{1}{2}$=Normal=Schwefelſäure geleitet. Der Ueberſchuß der vorgelegten Schwefelſäure wurde mit $\frac{1}{10}$=Normal=Alkali zurücktitrirt und auf dieſe Weiſe die Geſammtmenge der Baſen feſtgeſtellt. Die titrirte Flüſſigkeit wurde mit Alkali verſetzt, deſtillirt und das Deſtillat in $\frac{1}{2}$=Normal=Salzſäure geleitet; die ſalzſauren Salze der Baſen wurden eingedampft und dann vollſtändig eingetrocknet. Es hinterblieb eine ſchwachgelbliche Salzmaſſe, die in konzentrirter Löſung mit Platinchlorid einen gelben, kryſtalliniſchen, aus mikroſkopiſch kleinen Oktaëdern beſtehenden Niederſchlag gab.

Zur näheren Unterſuchung wurden 0,2516 g des Salzes in Waſſer gelöſt und nach Zuſatz von chlorfreier Kalilauge deſtillirt. Das Deſtillat wurde in einen abgemeſſenen Raum=theil $\frac{1}{10}$=Normal=Schwefelſäure geleitet und die überſchüſſige Schwefelſäure mit $\frac{1}{10}$=Normal=Alkali zurücktitrirt. Die Baſen aus 0,2516 g des Salzes gebrauchten 54,5 ccm $\frac{1}{10}$=Normal=Schwefelſäure zur Neutraliſation. In dem Deſtillationsrückſtande wurde nach dem Anſäuern mit Salpeterſäure die Salzſäure gewichtsanalytiſch mit Silbernitrat beſtimmt; man erhielt aus den 0,2516 g Salz 0,6325 g Chlorsilber, entsprechend einem Chlorgehalte von 62,17 Prozent. 0,1868 g des trockenen Platindoppelsalzes hinterließen beim Glühen 0,0809 g metallisches Platin, d. h. 43,31 Prozent.

Aus diesen Analysenergebnissen folgt, daß die in dem Vorlaufe des Zwetschenbranntweines enthaltenen basischen Körper größtentheils aus Ammoniak bestehen. Das ergiebt sich aus Folgendem:

1. Das Salzgemisch enthielt 62,17 % Chlor. Chlorammonium enthält 66,26 Prozent Chlor, das chlorreichste salzsaure Salz einer organischen Base, das Monomethylaminchlorhydrat $NH_3(CH_3)Cl$, enthält 52,52 % Chlor und das Chlorhydrat des schon vielfach in der Natur aufgefundenen Trimethylamins $NH(CH_3)_3Cl$ enthält nur 37,12 % Chlor.

2. Das Platindoppelsalz hinterließ beim Glühen 43,31 % Platin, während das Ammoniumplatinchlorid 43,91 % Platin enthält; das Monomethylammoniumplatinchlorid hinterläßt beim Glühen 41,30 % Platin, das Platindoppelsalz des Trimethylaminchlorhydrats nur 36,91 % Platin.

3. Das Salzgemisch enthielt 62,17 % Chlor oder $\dfrac{62,17 \cdot 36,37}{35,37} = 64,07 \%$ Salzsäure (35,37 ist das Atomgewicht des Chlors, 36,37 das Molekulargewicht der Salzsäure); der Gehalt des salzsauren Salzes an basischen Körpern beträgt daher $100 - 64,07 = 35,93 \%$. Andererseits erforderten die Basen aus 0,2516 g des Chlorhydrates 54,5 ccm $^1/_{10}$-Normal-Schwefelsäure zur Sättigung. Nimmt man nun an, die Base bestehe nur aus Ammoniak, so zeigen die 54,5 ccm $^1/_{10}$-Normal-Schwefelsäure $54,5 \cdot 0,0017 = 0,09265$ g Ammoniak an, d. h. das salzsaure Salz enthielte $\dfrac{0,09265}{0,2516} \cdot 100 = 36,82 \%$ Ammoniak, während es in Wirklichkeit 35,93 % basische Bestandtheile enthält. Würde man das Ergebniß der Titration der freien Basen auf Monomethylamin, also die organische Base mit dem kleinsten möglichen Molekulargewichte, berechnen, so würde man 67,11 % dieser Base finden; bei Bezugnahme auf höhere Basen würde man zu noch erheblich größeren Werthen für den Gehalt der Salzmischung an freier Base kommen.

4. Aus den Analysen, denen das Salzgemisch unterworfen wurde, läßt sich in zweifacher Weise das mittlere Molekulargewicht der basischen Bestandtheile berechnen, einmal aus dem Chlorgehalte des salzsauren Salzes und dann aus dem Platingehalte das Platindoppelsalzes.

a) Berechnung des mittleren Molekulargewichtes der basischen Bestandtheile des Vorlaufes des Zwetschenbranntweines aus dem Chlorgehalte des salzsauren Salzes. Nimmt man an, es liege nur ein basischer Körper vor, und bezeichnet man seine Molekel mit M, so ist die Formel des salzsauren Salzes oder Chlorhydrates gleich $M \cdot HCl$, da die Gegenwart mehrsäuriger Basen im Vorlaufe des Branntweines nicht zu erwarten ist. Enthält nun das Chlorhydrat der Base p Prozent Salzsäure, so sind in dem Salze mit p Gewichtstheilen Salzsäure $(100 - p)$ Gewichtstheile der Base verbunden; mit 36,37 Gewichtstheilen Salzsäure sind daher $\dfrac{100 - p}{p} \cdot 36,37$ Gewichtstheile der Base verbunden. 36,37 ist das Molekulargewicht der Salzsäure; da nun gemäß der Formel mit einer Molekel Salzsäure eine Molekel der Base verbunden ist, so stellt die Gewichtsmenge $\dfrac{100 - p}{p} \cdot 36,37$ das Molekulargewicht der Base dar. Wird letzteres mit x bezeichnet, so ist

$$x = \frac{100 - p}{p} \cdot 36,37.$$

In vorliegenden Falle enthielt das salzsaure Salz 62,17 % Chlor oder, wie vorher berechnet wurde, 64,07 % Salzsäure. Setzt man in der obigen Gleichung p = 64,07, so wird:

$$x = \frac{100-64,07}{64,07} \cdot 36,37 = 20,40,$$

d. h. das mittlere Molekulargewicht der Basen ist gleich 20,40.

b) Berechnung des mittleren Molekulargewichtes der basischen Bestandtheile des Vorlaufes des Zwetschenbranntweines aus dem Platingehalte des Platindoppelsalzes. Ist die chemische Formel des Chlorhydrates der Base gleich M . HCl, so hat ihr Platindoppelsalz die Formel $M_2 \cdot H_2 PtCl_6$. Enthält das Platindoppelsalz p Prozent Platin, so sind mit p Gewichtstheilen Platin (100—p) Gewichtstheile der anderen Bestandtheile des Doppelsalzes, also (100—p) Gewichtstheile des Atomkomplexes $M_2 . H_2 Cl_6$ verbunden. Mit 194,3 Gewichtstheilen Platin, d. h. mit einem Atomgewichte Platin, sind somit $\frac{100-p}{p} \cdot 194,3$ Gewichtstheile des Atomkomplexes $M_2 . H_2 Cl_6$ vereinigt. Gemäß der Formel ist mit einem Atom Platin eine Molekel des Atomkomplexes $M_2 . H_2 Cl_6$, oder es sind damit 2 Molekel der Base, 2 Wasserstoffatome und 6 Chloratome verbunden. Das Molekulargewicht des Atomkomplexes $M_2 . H_2 Cl_6$ ist somit gleich $\frac{100-p}{p} \cdot 194,3$. Dasselbe setzt sich zusammen aus 2 Molekulargewichten der Base $= 2 x$, 2 Atomgewichten Wasserstoff $= 2$ und 6 Atomgewichten Chlor $= 6 . 35,37 = 212,22$. Es ist somit

$$2 x + 2 + 212,22 = \frac{100-p}{p} \cdot 194,3$$
$$x = 97,15 \cdot \frac{100-p}{p} - 107,11.$$

Im vorliegenden Falle hinterließ das Platindoppelsalz 43,31 % metallisches Platin. Setzt man in der vorstehenden Formel p = 43,31, so wird:

$$x = 97,15 \cdot \frac{100-43,31}{43,31} - 107,11 = 20,05,$$

Beide Arten der Berechnung führen hiernach zu dem Ergebnisse, daß das mittlere Molekulargewicht der in dem Vorlaufe des Zwetschenbranntweines enthaltenen Basen etwa gleich 20 ist, während das Molekulargewicht des Ammoniaks gleich 17, das der niedrigstmolekularen organischen Base, des Monomethylamins, gleich 31 und der höheren Amine noch erheblich größer ist.

Die Untersuchungen und Berechnungen beweisen übereinstimmend, daß die basischen Bestandtheile des Zwetschenbranntwein-Vorlaufes hauptsächlich aus Ammoniak bestehen; daneben waren noch kleine Mengen organischer Basen zugegen. Das sonstige Verhalten der Base bestätigte dieses Ergebniß: sie gab mit Neßler's Reagens (alkalischer Kalium-Quecksilberjodidlösung) eine starke gelbrothe Reaktion und erzeugte mit Salzsäure schwere, zu Boden sinkende Nebel. Der Geruch war vorwiegend ammoniakalisch, doch merkte man daneben noch deutlich einen schwachen anderen Geruch, der an den des Trimethylamins und anderer Aminbasen der Fettreihe erinnerte. Stark übelriechende basische Bestandtheile waren in dem Vorlaufe des Zwetschenbranntweines auch nicht in Spuren vorhanden.

Man versuchte, die neben dem Ammoniak vorhandenen organischen Aminbasen noch näher zu erforschen, indem man das Chlorhydratgemisch mit Alkohol auszog. Es gingen indessen nur ganz geringe Mengen des Salzes in den Alkohol über, der gleichzeitig die das Salzgemisch gelb färbende Verunreinigung aufnahm; zu einer weiteren Reinigung und Ausführung einer einwandfreien Analyse reichte das Material nicht aus. Das bei der Behandlung mit Alkohol zurückbleibende weiße Salz bestand aus nahezu reinem Chlorammonium. 0,1947 g des Salzes gaben bei der Chlorbestimmung 0,5193 g Chlorsilber entsprechend 65,93 % Chlor; reines Chlorammonium enthält 66,26 % Chlor. Zur Sättigung der Base aus 0,1947 g des Salzes waren 37,1 ccm $^1/_{10}$-Normal-Schwefelsäure erforderlich; auf Ammoniak berechnet, entsprechen diesem Säureverbrauche 32,36 % Ammoniak, während Chlorammonium 31,87 % Ammoniak enthält. 0,1947 g reines Chlorammonium würden zur Sättigung des darin enthaltenen Ammoniaks 36,5 ccm $^1/_{10}$-Normal-Schwefelsäure erfordern.

Aus der von dem schwefelsauren Ammonium abdestillirten Flüssigkeit gelang es, durch zahlreiche fraktionirte Destillationen einen Theil des Aldehydes in nahezu reiner Gestalt abzuscheiden. Trotzdem der Vorlauf des Zwetschenbranntweines erheblich reicher an Aldehyd ist als der des Kirschbranntweines, war zur Abscheidung eines verhältnißmäßig kleinen Theiles desselben doch eine ganze Anzahl von Destillationen erforderlich. Bei diesen Destillationen wurde für möglichst starke Abkühlung des Destillates gesorgt; man bediente sich meist eines langen Schlangenkühlrohres, das von Eiswasser umspült war, und tauchte auch das Vorlagegefäß, das zur Aufnahme des Destillates bestimmt war, in Eiswasser. Verluste an Aldehyd waren, wie der Geruch lehrte, trotzdem nicht ganz zu vermeiden. Der reinste Theil des Destillates zeigte nach dem Entwässern bei der Elementaranalyse folgende Zusammensetzung:

0,2427 g Substanz gaben 0,4807 g Kohlensäure und 0,2020 g Wasser.

0,2245 g 〃 〃 0,4456 g 〃 〃 0,1905 g 〃

	gefunden		berechnet für Aldehyd
	I	II	(C_2H_4O)
Prozente Kohlenstoff: . .	54,02	54,09	54,53
Prozente Wasserstoff: . . .	9,27	9,45	9,11

Der Aldehyd war bereits ein wenig zu Essigsäure oxydirt und reagirte schwach sauer; auch scheint er noch geringe Mengen Wasser enthalten zu haben. Zur weiteren Kennzeichnung wurde der Acetaldehyd mit verdünnter Chromsäuremischung zu Essigsäure oxydirt, diese mit Wasserdämpfen übergetrieben, das Destillat mit Baryumhydratlösung neutralisirt, die Baryum-salzlösung eingeengt, in eine Platinschale filtrirt, eingetrocknet, zerrieben und im Trockenschranke völlig getrocknet. Durch Abrauchen einer gewogenen Menge des Baryumsalzes mit konzentrirter Schwefelsäure wurde dessen Baryumgehalt bestimmt.

0,3447 g Baryumsalz lieferten 0,3153 g Baryumsulfat.

0,2683 g 〃 〃 0,2456 g 〃

	gefunden		berechnet für essigsaures Baryum
	I	II	($C_2H_3O_2)_2$Ba
Prozente Baryum	53,81	53,84	53,76.

Einen weiteren Theil des in dem Vorlaufe des Zwetschenbranntweines enthaltenen Aldehydes, den man nicht mehr als solchen abzuscheiden vermochte, konnte man in Aldehyd-Ammoniak überführen und auf diese Weise identifiziren. Die durch Sättigung der ätherischen Lösung des aldehydreichsten Theiles des Vorlaufes mit Ammoniak gewonnene krystallinische Verbindung wurde der Elementaranalyse unterworfen; außerdem wurde ihr Ammoniakgehalt durch Destillation mit verdünnter Schwefelsäure, Uebersättigen des Rückstandes mit Kalilauge, Destillation des

Ammoniaks und Titriren desselben mit $^1/_{10}$-Normal-Schwefelsäure bestimmt. Die Untersuchung des Aldehyd-Ammoniaks hatte folgendes Ergebniß:

0,1472 g Substanz gaben 0,2130 g Kohlensäure und 0,1477 g Wasser.

0,2369 g „ „ 0,3441 g „ „ 0,2408 g „

Das Ammoniak aus 0,2237 g Substanz erforderte zur Sättigung 35,9 ccm $^1/_{10}$-Normal-Schwefelsäure.

„ „ „ 0,2463 g „ „ „ „ 39,9 ccm „ „ „

„ „ „ 0,2071 g „ „ „ „ 33,7 ccm „ „ „

Hieraus berechnet man, daß

0,2237 g Substanz enthalten 0,0611 g Ammoniak oder 0,0503 g Stickstoff.

0,2463 g „ „ 0,0678 g „ „ 0,0559 g „

0,2071 g „ „ 0,0572 g „ „ 0,0471 g „

	gefunden					berechnet für Aldehyd-Ammoniak C_2H_7NO
	I	II	III	IV	V	
Prozente Kohlenstoff	39,46	39,61	—	—	—	39,30
Prozente Wasserstoff	11,17	11,32	—	—	—	11,49
Prozente Stickstoff	—	—	22,49	22,69	22,76	23,00
Prozente Ammoniak	—	—	27,31	27,55	27,63	27,93

Da die Abscheidung des Aldehydes in Substanz durch Destillation und in der Form von Aldehyd-Ammoniak keine quantitative ist, sondern in dem übrigbleibenden Theile des Vorlaufes noch große Mengen dieses Körpers enthalten waren, bestimmte man die Gesammtmenge des Aldehydes in einem abgemessenen, vorher zur Seite gestellten Theile des Vorlaufes kolorimetrisch mit Hülfe der qualitativen Verfahren von W. Windisch mit Meta-Phenylendiaminchlorhydrat und von H. Schiff mit einer durch schweflige Säure entfärbten Fuchsinlösung. Wie Versuche mit selbst hergestellten Aldehydlösungen von bekanntem Aldehydgehalte bewiesen, liefert die kolorimetrische Bestimmung recht brauchbare Ergebnisse; man muß dabei Sorge tragen, daß der zur Herstellung der Vergleichslösungen dienende Alkohol aldehydfrei ist und daß der Alkoholgehalt der Vergleichs-lösung und der zu prüfenden Flüssigkeit gleich groß ist. Zur Ausführung der kolorimetrischen Bestimmung des Aldehydes bediente man sich des Kolorimeters von Duboscq. Versuche, den Aldehyd nach dem Vorschlage von J. Traube[1]) durch Messung der Dampfspannung bei 100° C. mit Hülfe des Vaporimeters zu bestimmen, schlugen in Folge des hohen Gehaltes des Vorlaufes an Essigsäure- und Ameisensäure-Aethylester fehl.

Aehnlich wie beim Kirschbranntweine beobachtete man auch im Vorlaufe des Zwetschenbrannt-weines nach längerem Stehen die freiwillige Bildung von Metaldehyd und anderen Kondensations-produkten des Acetaldehydes. Die Menge des in langen prismatischen Säulen krystallisirenden Metaldehydes betrug 0,47 g. Die Elementaranalyse bewies, daß hier thatsächlich Metaldehyd vorlag.

0,1864 g Substanz gaben 0,3715 g Kohlensäure und 0,1503 g Wasser.

	gefunden	berechnet für Metaldehyd $(C_2H_4O)_n$
Prozente Kohlenstoff . .	54,36	54,53
Prozente Wasserstoff . .	8,98	9,11

Die Abscheidung des Essigäthers bot trotz der reichlichen Mengen, die sich im Vorlaufe des Zwetschenbranntweines finden, Schwierigkeiten, da der Siedepunkt des Alkohols dem des

---

[1]) Ztschr. analyt. Chemie 1889. **28**. 26.

Essigäthers sehr nahe liegt. Es gelang indessen, durch Aussalzen einer dem Geruche nach an Essigäther reichen Fraktion diesen wohlriechenden Körper in reinem Zustande zu gewinnen. Die Elementaranalyse des getrockneten und durch fraktionirte Destillation möglichst gereinigten Essigäthers führte zu folgenden Zahlen:

0,3561 g Substanz gaben 0,7103 g Kohlensäure und 0,2865 g Wasser.

0,3140 g „ „ 0,6254 g „ „ 0,2574 g „

	gefunden		berechnet für Essigäther
	I	II	$(C_4H_8O_2)$
Prozente Kohlenstoff . .	54,40	54,32	54,53
Prozente Wasserstoff . .	8,96	9,13	9,11

Zur quantitativen Bestimmung des Essigäthers wurde ein abgemessener Theil des von Aldehyd möglichst befreiten Vorlaufes mit Kalilauge verseift, die Fettsäure mit Schwefelsäure freigemacht, mit Wasserdampf überdestillirt und mit $^1/_{10}$-Normal-Barytwasser titrirt. Die Baryumsalze wurden eingedampft und in der früher beschriebenen Weise[1] ihr Baryumgehalt bestimmt.

0,4048 g Baryumsalz gaben 0,3729 g Baryumsulfat.

0,3177 g „ „ 0,2925 g „

	gefunden		berechnet für essigsaures
	I	II	Baryum $(C_2H_3O_2)_2Ba$
Prozente Baryum . . .	54,19	54,15	53,76

Das Ergebniß der Baryumbestimmung lehrt, daß neben Essigsäure noch Ameisensäure in dem Baryumsalzgemische enthalten ist (ameisensaures Baryum enthält 60,39 Prozent Baryum, essigsaures Baryum 53,76 Prozent Baryum); diese Säure ließ sich denn auch leicht nachweisen. Zu ihrer Bestimmung wurde das früher[1] beschriebene Quecksilberchloridverfahren angewandt, hierauf in einem anderen Theile des verseiften Vorlaufes die Ameisensäure durch Erhitzen mit Kaliumbichromatlösung und Schwefelsäure zerstört, die unverändert gebliebene Essigsäure mit Wasserdampf überdestillirt und titrirt.

b. Untersuchung des Nachlaufes des Zwetschenbranntweines.

Der Nachlauf des Zwetschenbranntweines bestand, wie früher mitgetheilt wurde, aus drei Theilen. Aus dem „ersten Nachlaufe" wurden durch mehrfache fraktionirte Destillation noch erhebliche Mengen Aethylalkohol abgeschieden und der Rest mit dem „zweiten Nachlaufe", der die Mehrzahl der Nachlaufbestandtheile des Zwetschenbranntweines enthielt, vereinigt. Der „dritte Nachlauf" und die gesammten Nachdestillate enthielten vorwiegend freie Fettsäuren, sowohl höhere als auch niedere. Man machte den „dritten Nachlauf" mit Kaliumkarbonat schwach alkalisch, destillirte ihn zum Theil und fügte das Destillat zu dem „zweiten Nachlaufe".

Die Nachdestillate des Zwetschenbranntweines unterschieden sich von denen des Kirsch-branntweines sehr wesentlich durch ihren Geruch; während die des Kirschbranntweines nur nach den höheren Fettsäuren rochen, hatten die Nachdestillate des Zwetschenbranntweines einen deutlichen Geruch nach getrockneten Zwetschen. Man versuchte, den Stoff, der diesen Geruch hervorrief, zu isoliren, indem man eine abgemessene größere Menge des Nachdestillates mit Potasche schwach alkalisch machte und mit Aether ausschüttelte. Man erhielt hierbei kleine Mengen eines anfänglich deutlich nach getrockneten Zwetschen riechenden ölig-schmierigen Körpers, der beim Trocknen, sowohl bei höherer Temperatur als auch im Exsikkator bei gewöhnlicher

---

[1] Arbeiten a. d. Kaiserl. Gesundheitsamte 1893. 8. 266.

Temperatur, unter merklicher Gewichtszunahme verharzte und statt des angenehmen Fruchtgeruches einen dumpfig-muffigen Geruch annahm. Wegen der geringen Menge, in der man diesen Stoff nur gewinnen konnte, und wegen seiner leichten Veränderlichkeit war nicht daran zu denken, ihn näher zu charakterisiren oder mit bekannten Körpern zu identifiziren. Man verzichtete daher darauf, die gesammten Nachdestillate mit Aether auszuziehen; man machte sie vielmehr mit Potasche schwach alkalisch und dampfte sie in großen Porzellanschalen ab. Das ganze Zimmer füllte sich dabei deutlich und stark mit dem Geruche nach getrockneten Zwetschen, der so charakteristisch war, daß er auch von Unbetheiligten sofort erkannt und als solcher bezeichnet wurde.

Die Untersuchung des Nachlaufes des Zwetschenbranntweines wurde nach dem früher [1] beschriebenen allgemeinen Verfahren vorgenommen; die Einzelheiten des Ganges der Untersuchung sind in der Mittheilung über die Zusammensetzung des Kirschbranntweines [2] näher dargelegt worden. Es genügt daher, hier die Ergebnisse der einzelnen Bestimmungen anzuführen. Der „zweite Nachlauf", der die gesammten Nachlaufbestandtheile des Zwetschenbranntweines mit Ausnahme eines Theiles der freien Fettsäuren enthielt, wurde durch Behandeln mit Aether in zwei Theile zerlegt: der eine umfaßte die in Aether löslichen Stoffe, der andere die in Aether unlöslichen, in Wasser löslichen Stoffe.

1. Die basischen Bestandtheile des Nachlaufes des Zwetschenbranntweines.

Die basischen Bestandtheile wurden durch Zusatz von Kalilauge frei gemacht, abdestillirt, in überschüssiger $^1/_{10}$-Normal-Schwefelsäure aufgefangen und letztere mit $^1/_{10}$-Normal-Kalilauge zurücktitrirt. Alsdann stellte man die salzsauren Salze der Basen dar, die im trockenen Zustande eine gelbliche Salzmasse darstellten. Ihr Chlorgehalt betrug, gewichtsanalytisch bestimmt, 65,19 %; das in bekannter Weise dargestellte, schwer lösliche Platindoppelsalz hinterließ beim Glühen 43,56 % metallisches Platin. In Alkohol war nur sehr wenig von dem Salze löslich; im Wesentlichen ging nur der gelbe, das Salz verunreinigende Stoff in Lösung. Der in Alkohol unlösliche Rückstand enthielt 66,03 % Chlor.

Hieraus ist zu schließen, daß die Basen des Nachlaufes des Zwetschenbranntweines im Wesentlichen aus Ammoniak bestehen; Chlorammonium enthält 66,26 % Chlor und das Ammonium-Platinchlorid hinterläßt beim Glühen 43,91 % Platin. Auch das sonstige Verhalten der Basen stimmt hiermit überein; sie gaben mit Neßler's Reagens (alkalischer Kalium-Quecksilberjodidlösung) eine starke Reaktion und mit Salzsäure schwere, zu Boden sinkende Nebel. Das Platin-Doppelsalz bestand aus mikroskopisch kleinen, gelben Oktaëdern. Im Geruche der freien Basen überwog das Ammoniak; daneben konnte man indessen noch einen schwachen Nebengeruch, wie er den niederen organischen Aminbasen eigen ist, erkennen. Wirklich übelriechende Basen waren in dem Nachlaufe nicht enthalten; insbesondere gilt dies von den in anderen Branntweinarten gefundenen Pyridinbasen, deren Geruch sich selbst in der geringsten Menge mit Sicherheit zu erkennen gegeben hätte.

2. Die in Wasser löslichen niederen Fettsäuren des Zwetschenbranntwein-Nachlaufes.

Die Kalisalze der in Wasser löslichen niederen Fettsäuren wurden in einen 500 ccm-Kolben gespült und dieser bis zur Marke mit Wasser aufgefüllt. 25 ccm wurden zur Bestimmung

<hr>

[1] Arbeiten a. d. Kaiserl. Gesundheitsamte 1893. **8**. 161.
[2] Ebd. 1895. **11**. 309 und folgende.

des Gesammtgehaltes an flüchtigen Fettsäuren mit Schwefelsäure versetzt, die Fettsäuren mit Wasserdampf überdestillirt und mit ¹/₂=Normal=Kalilauge titrirt. In weiteren 25 ccm wurde die Ameisensäure mit Hülfe des Quecksilberchloridverfahrens bestimmt. Der Rest der Salzlösung wurde behufs Zerstörung der Ameisensäure mit Chromsäuremischung gekocht, die dadurch nicht angegriffenen Fettsäuren wurden mit Wasserdampf überdestillirt und mit Barytwasser gesättigt. Die Baryumsalze wurden eingedampft, getrocknet, gepulvert und alsdann ihr Baryumgehalt bestimmt. Zur Trennung der Buttersäure von der Essigsäure wurde das früher beschriebene[1]) Verfahren benutzt, das auf der Schwerlöslichkeit des essigsauren Baryums in Alkohol beruht. Das ursprünglich erhaltene Baryumsalzgemisch enthielt 53,20 % Baryum, während essigsaures Baryum 53,76 % und buttersaures Baryum 44,08 % Baryum enthält. Beim Ausziehen mit absolutem Alkohol hinterblieb ein Baryumsalz mit 53,63 % Baryum, das somit aus fast reinem essigsaurem Baryum bestand; das in dem Alkohol lösliche Salz enthielt 45,39 % Baryum. Durch nochmaliges Behandeln mit Alkohol wurde ein lösliches Baryumsalz mit 44,57 % Baryum erhalten, das im Wesentlichen aus buttersaurem Baryum bestand.

Aehnlich wie bei der Prüfung des Kirschbranntweines[2]) stellte man auch hier fest, ob normale Buttersäure oder Jsobuttersäure vorlag. Man stellte das Calciumsalz der Buttersäure dar und prüfte das Verhalten der bei gewöhnlicher Temperatur gesättigten wässerigen Lösung beim Erwärmen. Es ergab sich, daß das Calciumsalz in heißem Wasser weniger löslich war als in kaltem, so daß beim Erwärmen der kalt gesättigten Lösung ein Theil des Salzes sich abschied; damit ist erwiesen, daß die im Zwetschenbranntweine enthaltene Buttersäure normale Buttersäure ist.

Propionsäure und Baldriansäure konnten im Zwetschenbranntweine nicht nachgewiesen werden. Beide Säuren hätten sich bei der Untersuchung der Baryumsalze, insbesondere nach der Behand= lung mit Alkohol, zu erkennen geben müssen. Die Baldriansäure wäre überdies selbst in sehr kleinen Mengen an ihrem charakteristischen Geruche erkannt worden. Dieser fehlte aber gänzlich; das als buttersaures Baryum angesprochene Salz mit 44,57 % Baryum, welches das in Alkohol leicht lösliche baldriansaure Salz hätte enthalten müssen, lieferte beim Erwärmen mit Schwefelsäure eine Fettsäure, die ausschließlich nach Buttersäure, aber nicht im Mindesten nach Baldriansäure roch.

3. Die in Aether löslichen, unter 132° C. siedenden Bestandtheile des Zwetschenbranntwein=Nachlaufes.

Nach Verjagung des Aethers wurde die ölige Flüssigkeit mit geglühtem, wasserfreiem Kupfersulfat entwässert und dann zunächst in der Weise fraktionirt destillirt, daß der ganze Nachlauf in einen unter 132° C. und einen über 132° C. siedenden Antheil zerlegt wurde.

Der unter 132° C. siedende Theil des Nachlaufes reagirte nur ganz schwach sauer. Unter Vernachlässigung der nur in Spuren vorhandenen freien Säuren wurde die Flüssigkeit zur Verseifung der vorhandenen Ester mit Natriumhydrat verseift und alsdann destillirt. Die im Rückstande verbliebenen Salze der aus den Estern durch die Verseifung abgeschiedenen Fettsäuren erwiesen sich als ein Gemisch von Buttersäure, Essigsäure und Ameisensäure. Man machte die Säuren mit Schwefelsäure frei, destillirte sie mit Wasserdampf über, sättigte das

---

[1]) Arbeiten a. d. Kaiserl. Gesundheitsamte 1893. **8**. 363.
[2]) Ebd. 1895. **11**. 313.

Destillat mit $^1/_{10}$-Normal-Barytwasser und bestimmte den Baryumgehalt der Gesammtsäuren. Er betrug 46,84 %; die Estersäuren des Zwetschenbranntwein-Nachlaufes bestanden hiernach vorwiegend aus Buttersäure. In einem Theile der Salze bestimmte man die Ameisensäure nach dem Quecksilberchloridverfahren; in dem Reste wurde die Ameisensäure mit Chromsäure-mischung oxydirt, die unverändert gebliebenen Fettsäuren wurden abdestillirt, wieder mit Baryt gesättigt und die Baryumsalze mit Alkohol behandelt. Nach dreimaligem Ausziehen mit Alkohol erhielt man ein Baryumsalz mit 44,27 % Baryum, das nahezu aus reinem buttersaurem Baryum bestand (letzteres enthält 44,08 % Baryum). Die Prüfung der Löslichkeit des Kalksalzes der Buttersäure ergab, daß auch die in Esterform im Zwetschenbranntweine vorhandenen Buttersäure normale Buttersäure ist. Auch unter den Estern dieses Branntweines konnte weder Propion-säure noch Baldriansäure nachgewiesen werden; die Ester der letzteren Säure sind mit Bestimmtheit nicht im Zwetschenbranntweine vorhanden.

Die an sich befremdliche Thatsache, daß in dem Nachlaufe des Zwetschenbranntweines die leichtsiedenden Ester der Ameisensäure und Essigsäure gefunden wurden, erklärt sich daraus, daß der aus dem Branntweine abgeschiedene Nachlauf vor der Untersuchung längere Zeit sich selbst überlassen bleiben mußte. Die in dem Nachlaufe enthaltene freie Essigsäure sowie die freie Ameisensäure hatten somit Gelegenheit, sich zum Theil mit den ebenfalls vorhandenen Alkoholen zu Estern zu verbinden; der frisch destillirte Nachlauf des Zwetschenbranntweines ist frei von den Estern der Ameisensäure und Essigsäure. Aus diesem Grunde wurden die im Nachlaufe des Zwetschenbranntweines gefundenen Ameisensäure- und Essigsäure-Ester als freie Säuren in Anrechnung gebracht.

Die von den Natronsalzen der Estersäuren abdestillirte Flüssigkeit wurde mit trockener Potasche und mit wasserfreiem Kupfersulfat entwässert und alsdann der fraktionirten Destillation unterworfen. Durch häufige Wiederholung derselben gelang es, aus diesem Theile des Nachlaufes des Zwetschenbranntweines die drei höheren Alkohole abzuscheiden, die bisher in allen alkoholischen Getränken gefunden wurden: den normalen Propylalkohol, den Jsobutylalkohol und den Amyl-alkohol. Während der Amylalkohol nach Maßgabe der Elementaranalyse und des Geruches in reinem Zustande gewonnen wurde, waren der Propylalkohol und der Jsobutylalkohol nicht rein, sondern mit dem stark und charakteristisch riechenden Acetal verunreinigt. Die Untersuchung der reinsten Fraktionen der drei Alkohole führte zu folgenden Ergebnissen:

a) **Normaler Propylalkohol** ($CH_3 - CH_2 - CH_2 - OH$). Siedepunkt 97 bis 98° C. bei 766 mm Barometerstand.

0,2864 g Substanz gaben 0,6323 g Kohlensäure und 0,3351 g Wasser.

0,3761 g 　 " 　 " 　 0,8296 g 　 " 　 " 　 0,4421 g 　 "

	gefunden		berechnet für Propylalkohol
	I	II	C_3H_8O
Prozente Kohlenstoff	60,21	60,16	59,98
Prozente Wasserstoff	13,03	13,09	13,36

b) **Jsobutylalkohol** $\binom{CH_3}{CH_3} > CH - CH_2 - OH$). Siedepunkt 106 bis 107° C. bei 764 mm Barometerstand.

0,2446 g Substanz gaben 0,8028 g Kohlensäure und 0,3842 g Wasser.

0,2783 g 　 " 　 " 　 0,6570 g 　 " 　 " 　 0,3281 g 　 "

	gefunden		berechnet für Butylalkohol
	I	II	$C_4H_{10}O$
Prozente Kohlenstoff	64,63	64,39	64,84
Prozente Wasserstoff	13,27	13,13	13,54

c) **Amylalkohol.** Siedepunkt 128 bis 131° C. bei 764 mm Barometerstand. Der von dem Verfasser aus den verschiedenen Branntweinarten (Kartoffelbranntwein, Kornbranntwein, Kirschbranntwein) abgeschiedene Amylalkohol erwies sich bis jetzt in allen Fällen als ein Gemisch von mindestens zwei isomeren Amylalkoholen, dem inaktiven Isoamylalkohol und dem aktiven Amylalkohol, von denen der erstere stets in erheblich überwiegender Menge vorhanden war. Dasselbe Verhalten zeigte auch der Amylalkohol des Zwetschenbranntweines. Sein Siedepunkt war nicht konstant, sondern bewegte sich innerhalb dreier Grade; der bei 128° C. übergehende Alkohol hatte gemäß der Elementaranalyse dieselbe Zusammensetzung wie der bei 131° C. überdestillirende Theil. Der Amylalkohol des Zwetschenbranntweines erwies sich als optisch wirksam, und zwar linksdrehend; sein spezifisches Drehungsvermögen, mit dem Wild'schen Polaristrobometer in der 50 mm langen Röhre bestimmt, ergab sich zu $[\alpha]_D^{20} = -1{,}47^0$.

Die Elementaranalyse führte zu folgenden Zahlen:

0,3214 g Substanz gaben 0,8028 g Kohlensäure und 0,3842 g Wasser.

0,3666 g   „   „   0,9140 g   „   „   0,4425 g   „

	gefunden		berechnet für Amylalkohol
	I	II	$C_5H_{12}O$
Prozente Kohlenstoff . . .	68,12	68,00	68,16
Prozente Wasserstoff . . .	13,31	13,44	13,67

Zur näheren Kennzeichnung der drei aus dem Zwetschenbranntweine abgeschiedenen Alkohole wurden dieselben durch Oxydation mit Kaliumbichromat und Schwefelsäure in die entsprechenden Fettsäuren übergeführt. Die Fettsäuren wurden mit Wasserdampf destillirt, mit Barytwasser gesättigt und die trockenen Baryumsalze auf ihren Baryumgehalt untersucht. Die Analyse ergab, daß unter den Oxydationsprodukten aller drei Alkohole Essigsäure enthalten war. Dieser Befund entsprach vollständig den Erwartungen. Denn sowohl der Propylalkohol als auch der Isobutylalkohol waren, wie durch den Geruch bewiesen wurde, mit Acetal, dem Aethylidendiäthyläther, verunreinigt; dieser Körper liefert aber bei gemäßigter Oxydation ausschließlich Essigsäure. Die Gegenwart der Essigsäure unter den Oxydationsprodukten des Amylalkohols erklärt sich daraus, daß der gewöhnliche inaktive Amylalkohol mit aktivem Amylalkohol gemischt war, der bei der Oxydation mit Chromsäuremischung unter Spaltung der Molekel zum Theil Essigsäure liefert.

Zur Trennung der eigentlichen Oxydationsprodukte der höheren Alkohole wurden die Baryumsalze wiederholt mit absolutem Alkohol behandelt. Die auf diese Weise gereinigten Baryumsalze führten bei der Analyse zu folgenden Ergebnissen:

a) **Oxydationsprodukt des normalen Propylalkohols (Propionsäure.)**

0,2671 g Baryumsalz gaben 0,2207 g Baryumsulfat.

	gefunden	berechnet für propionsaures Baryum
		$(C_3H_5O_2)_2Ba$
Prozente Baryum . . .	48,61	48,44

Durch dieses Ergebniß ist bewiesen, daß der im Zwetschenbranntweine enthaltene Propylalkohol **normaler** Propylalkohol ist; denn nur dieser liefert bei der Oxydation Propionsäure:

$$CH_3 - CH_2 - CH_2OH + 2O = CH_3 - CH_2 - COOH + H_2O.$$

Jsopropylalkohol giebt bei der Oxydation keine Propionsäure, sondern zunächst Aceton und dann ein Gemisch von Essigsäure und Ameisensäure, oder vielmehr, da die Ameisensäure beim Kochen mit der Chromsäuremischung weiter zu Kohlensäure oxydirt wird, Essigsäure und Kohlensäure:

$$\frac{CH_3}{CH_3} > CH \cdot OH + {}_5O = CH_3 \cdot COOH + CO_2 + {}_2H_2O.$$

Der Siedepunkt des Alkohols hatte schon dargethan, daß normaler Propylalkohol vorlag.

b) Oxydationsprodukt des Jsobutylalkohols (Jsobuttersäure).

0,3422 g Baryumsalz gaben 0,2574 g Baryumsulfat.

	gefunden	berechnet für isobuttersaures Baryum $(C_4H_7O_2)_2Ba$
Prozente Baryum . . .	44,25	44,08

Zur weiteren Prüfung, ob das Oxydationsprodukt des aus dem Zwetschenbranntweine abgeschiedenen Butylalkohols aus normaler Buttersäure oder aus Jsobuttersäure bestand, wurde das Kalksalz der Säure dargestellt und das Verhalten der bei gewöhnlicher Temperatur gesättigten Lösung dieses Salzes beim Erwärmen untersucht; es trat keine Ausscheidung ein, es lag also Jsobuttersäure vor. Damit ist bewiesen, daß, wie schon aus dem Siedepunkte geschlossen werden mußte, der Butylalkohol des Zwetschenbranntweines Jsobutylalkohol $\frac{CH_3}{CH_3} > CH \cdot CH_2OH$ ist. Der normale Butylalkohol $CH_3 \cdot CH_2 \cdot CH_2 \cdot CH_2 \cdot OH$ hätte bei der Oxydation normale Buttersäure, der sekundäre Butylalkohol (Methyl-Aethylkarbinol) $\frac{CH_3}{C_2H_5} > CHOH$ Methyl-Aethyl-keton bezw. Essigsäure und der tertiäre Butylalkohol (Trimethylkarbinol) $(CH_3)_3 \equiv COH$ Essigsäure und Kohlensäure als Oxydationsprodukte liefern müssen.

c) Oxydationsprodukt des Amylalkohols (Baldriansäure).

0,3173 g Baryumsalz gaben 0,2188 g Baryumsulfat.

	gefunden	berechnet für baldriansaures Baryum
Prozente Baryum . . .	40,56	40,44

Schon vorher wurde erwähnt, daß der zwischen 100 und 110° C. übergehende Theil des Zwetschenbranntwein-Nachlaufes Acetal enthielt, das sich durch seinen eigenartigen Geruch und die Meta-Phenylendiaminprobe unzweifelhaft zu erkennen gab. Da es nicht möglich war, diesen Körper durch fraktionirte Destillation in reinem Zustande abzuscheiden, benutzte man die Eigenschaft des Acetals, beim Erwärmen mit verdünnter Schwefelsäure in Alkohol und Aldehyd gespalten zu werden, zum weiteren Nachweise und zur quantitativen kolorimetrischen Bestimmung desselben. Ein abgemessener Theil des nach Acetal riechenden Antheiles des Nachlaufes wurde mit verdünnter Schwefelsäure gekocht, der Aldehyd abdestillirt, in Wasser aufgefangen, die Lösung mit aldehydfreiem Alkohol auf einen Alkoholgehalt von 50 Raumprozent gebracht und in dieser Flüssigkeit der Aldehyd kolorimetrisch mit Meta-Phenylendiaminchlorhydrat und einer durch schweflige Säure entfärbten Fuchsinlösung bestimmt; aus dem gefundenen Aldehyde wurde der Acetalgehalt berechnet (jeder Molekel Aldehyd entspricht eine Molekel Acetal).

4. Die in Aether löslichen, über 132° C. siedenden Bestandtheile des
Zwetschenbranntwein-Nachlaufes.

Der über 132° C. siedende Theil des Zwetschenbranntwein-Nachlaufes wurde nicht weiter der fraktionirten Destillation unterworfen, da man bei der hohen Temperatur Zersetzungen befürchtete. Zunächst fällte man aus dieser Flüssigkeit den Benzaldehyd, der sich durch den Geruch deutlich zu erkennen gab, mit Phenylhydrazin. Auf Zusatz von Phenylhydrazin und wenig Alkohol schied sich beim Erkalten das Benzylidenphenylhydrazin in der Form langer, dünner, hellgelber, durchsichtiger Nadeln aus; man kühlte die mit Kryställen durchsetzte Flüssigkeit stark ab, saugte die Flüssigkeit über einer Porzellanfilterplatte ab, wusch die Kryställe mit eiskaltem verdünntem Alkohol und trocknete sie an der Luft und zuletzt im Exsikkator. Das Benzylidenphenylhydrazin $C_6H_5-NH-N=CH-C_6H_5$ schmolz bei 152 bis 153° C. Da der Stickstoffgehalt der Hydrazinverbindungen nach dem Verfahren von Kjeldahl nicht bestimmt werden kann[1]), ermittelte man ihn nach dem bekannten Verfahren von Dumas durch Verbrennen des zu untersuchenden Stoffes mit Kupferoxyd im Verbrennungsrohre unter Vorlegung einer blanken Kupferdrahtnetzrolle und Messen des dabei frei werdenden Stickstoffes. Zur Berechnung der Gramme Stickstoff aus dem abgelesenen Volumen Stickstoff bediente man sich folgender Formel:

$$g = \frac{v\,(b-f)}{760\,(1+0,00367.\,t)} \cdot 0,0012592.$$

Darin bedeutet:

g die zu berechnenden Gramme Stickstoff,

v das abgelesene Volumen Stickstoff in Kubikzentimetern, über Wasser bei der Temperatur t und dem Barometerstande b mm (auf 0° reduzirt) gemessen,

b den Barometerstand bei der Ablesung des Stickstoffvolumens, auf 0° reduzirt,

f die Dampfspannung des Wassers bei t°,

t die Temperatur des Stickstoffgases und des Absperrwassers,

760 den normalen Barometerstand,

0,00367 den mittleren Ausdehnungskoëffizienten der Gase,

0,0012592 das Gewicht von 1 ccm Stickstoff in Grammen bei 0° und 760 mm Druck.

Die Elementaranalyse des Benzylidenphenylhydrazins führte zu folgenden Ergebnissen:

0,3683 g Substanz gaben 1,0755 g Kohlensäure und 0,1988 g Wasser.

0,2764 g Substanz gaben 0,8056 g Kohlensäure und 0,1509 g Wasser.

0,2468 g Substanz gaben 29,3 ccm Stickstoffgas, unter einem Barometerstande von 765,6 mm (auf 0° reduzirt) und bei 14,3° C. über Wasser gemessen; Dampfspannung des Wassers f = 12,1 mm. Nach obiger Formel wiegen die 29,3 ccm Stickstoff 0,0348 g.

0,2811 g Substanz gaben 34,0 ccm Stickstoffgas, unter einem Barometerstande von 763,1 mm (auf 0° reduzirt) und bei 15,8° C. über Wasser gemessen; Dampfspannung des Wassers f = 13,3 mm. Die 34,0 ccm Stickstoff wiegen 0,0399 g.

	gefunden				berechnet für Benzylidenphenylhydrazin
	I	II	III	IV	$(C_{13}H_{12}N_2)$
Prozente Kohlenstoff	79,64	79,49	—	—	79,54
Prozente Wasserstoff	6,01	6,08	—	—	6,14
Prozente Stickstoff	—	—	14,08	14,20	14,32

Aus dem Benzylidenphenylhydrazin wurde der Benzaldehyd durch Erwärmen mit verdünnter Schwefelsäure frei gemacht, mit Wasserdämpfen überdestillirt, mit Aether ausgeschüttelt,

---

[1]) F. W. Dafert, Landwirthschaftl. Versuchsstationen 1887. **34**. 311 und 321; vergl. auch Arbeiten a. d. Kaiserl. Gesundheitsamte 1895. **11**. 308.

der Aether verdunstet und der Benzaldehyd getrocknet. Der zur Untersuchung dienende Benzal=
dehyd war bereits etwas zu Benzoësäure oxydirt und reagirte sauer. Die Elementaranalyse
ergab folgende Zahlen:

0,3590 g Substanz gaben 1,0317 g Kohlensäure und 0,1721 g Wasser.

0,3977 g Substanz gaben 1,1400 g Kohlensäure und 0,1929 g Wasser.

	gefunden		berechnet für Benzaldehyd
	I	II	($C_7 H_6 O$)
Prozente Kohlenstoff:	78,38	78,17	79,23
Prozente Wasserstoff:	5,34	5,40	5,67

Der Zwetschenbranntwein enthielt neben dem Benzaldehyd noch einen zweiten hoch
siedenden Aldehyd, der sich ebenfalls im Nachlaufe finden mußte, nämlich Furfurol. Der
Zwetschenbranntwein für sich gab bereits mit Anilin und Salzsäure eine ziemlich starke Reaktion
auf Furfurol; er enthielt diesen Stoff in erheblich größerer Menge als der Kirschbranntwein.
Das Vorkommen von Furfurol im Zwetschenbranntweine entspricht vollkommen den Erwartungen
und war vorauszusehen. Das Furfurol ist nach L. Lindet[1] nicht ein Erzeugniß der Gährung,
sondern der Destillation; es entsteht bei der Ueberhitzung der ungelösten Theile der Maische,
der Trester. Bei der Destillation der dicken Zwetschenmaischen ist die beste Gelegenheit zur
Bildung von Furfurol gegeben. Diese werden nur ausnahmsweise mit Dampf, in der Regel
über freiem Feuer destillirt. Die stete Sorge des Brenners ist auf die Verhütung des An=
brennens der Maische gerichtet; wenn ihm dies auch durch häufiges Umrühren mit der Rühr=
vorrichtung, falls eine solche überhaupt an der Destillirblase angebracht ist, gelingt, so ist doch
nicht zu vermeiden, daß ein Theil der Trester am Boden und an den Wänden der Blase eine
höhere Temperatur annimmt als der übrige Blaseninhalt und auf diese Weise zur Erzeugung
von Furfurol Veranlassung giebt.

Das Furfurol liefert, wie alle Aldehyde, mit Phenylhydrazin ein krystallinisches Konden=
sationsprodukt, das Phenylfurfurazid. Unter den Bedingungen, unter denen aus dem Nach=
laufe des Zwetschenbranntweines das Benzylidenphenylhydrazin gefällt wurde, wird das Phenyl=
furfurazid nicht abgeschieden, sondern in Lösung gehalten; das gewonnene, prächtig krystallisirte
Benzylidenphenylhydrazin erwies sich als völlig frei von Furfurol. Zur Abscheidung des
Phenylfurfurazids wurde das Filtrat von der Fällung des Benzylidenphenylhydrazins vom
Alkohol befreit, in Aether gelöst und mit Ligroïn, das unter 40° C. siedete, versetzt; wie
Emil Fischer[2] nachwies, wird hierdurch das Phenylfurfurazid gefällt. Man filtrirte die
Flüssigkeit ab, wusch den Niederschlag mit Ligroïn aus und saugte ihn vollständig ab. Durch
Umkrystallisiren aus Alkohol gewann man das Phenylfurfurazid in der Form großer, gelblicher,
glänzender Blättchen, die sich an der Luft allmählich braun färbten, ohne ihren Glanz
zu verlieren. Die im Exsikkator getrocknete Verbindung wurde der Elementaranalyse unter=
worfen; der Stickstoff wurde nach dem Verfahren von Dumas unter Benutzung der vorher
mitgetheilten Formel zur Berechnung des Gewichtes des Stickstoffgases aus dem abgelesenen
Volumen bestimmt.

0,2107 g Substanz gaben 0,5508 g Kohlensäure und 0,0978 g Wasser.

0,1966 g Substanz gaben 0,5130 g Kohlensäure und 0,0892 g Wasser.

---

[1] Compt. rend. 1896. **111**. 236.
[2] Annal. Chem. Pharm. 1875. **190**. 137.

0,1563 g Substanz gaben 20,8 ccm Stickstoffgas, unter einem Barometerstande von 759,7 mm (auf 0° reduzirt) und bei 16,5° C. über Wasser gemessen; Dampfspannung des Wassers f = 13,9 mm. Die 20,8 ccm Stickstoffgas wiegen unter diesen Bedingungen 0,02423 g.

0,1915 g Substanz gaben 25,2 ccm Stickstoffgas, unter einem Barometerstande von 760,1 mm (auf 0° reduzirt) und bei 16,2° C. über Wasser gemessen; Dampfspannung des Wassers f = 13,6 mm. Die 25,2 ccm Stickstoff wiegen unter diesen Bedingungen 0,02942 g.

| | gefunden | | | | berechnet für Phenylfurfurazid $(C_{11} H_{10} N_2 O)$ |
	I	II	III	IV	
Prozente Kohlenstoff	71,30	71,16	—	—	70,92
Prozente Wasserstoff	5,17	5,05	—	—	5,39
Prozente Stickstoff	—	—	15,50	15,36	15,09

Durch Erhitzen mit verdünnter Schwefelsäure machte man aus dem Phenylfurfurazid das Furfurol frei, destillirte es über und schüttelte es aus dem Destillate mit Aether aus. Beim Verdunsten des Aethers hinterblieb das Furfurol als gelbliches, stark lichtbrechendes, charakteristisch gewürzig riechendes Oel, das mit Anilin und Salzsäure, sowie mit Xylidin und Essigsäure rothe Reaktionen gab. Die Menge desselben war zu gering, um für die Elementaranalyse gereinigt und getrocknet werden zu können; man nahm daher hiervon Abstand.

Da man durch Fällen mit Phenylhydrazin nicht das gesammte im Zwetschenbranntweine enthaltene Furfurol abscheiden und wägen konnte, bestimmte man es in dem ursprünglichen Branntweine kolorimetrisch. 500 ccm Zwetschenbranntwein wurden unter Verwendung eines großen, stark dephlegmirenden Kondensationsaufsatzes auf etwa 40 bis 50 ccm abdestillirt, der Rückstand mit furfurolfreiem starkem Weingeiste auf 100 ccm aufgefüllt und die Flüssigkeit mit 0,3 ccm konzentrirter Salzsäure und 1 ccm farblosem Anilin versetzt. Die auftretende Rothfärbung wurde mit denen verglichen, die in Furfurollösungen von bekanntem Gehalte unter den gleichen Bedingungen entstanden; zur Ausführung der Versuche bediente man sich der Kolorimeter von Duboscq und Wolff.

Das Filtrat von dem Phenylfurfurazidniederschlage enthielt neben den noch zu untersuchenden Nachlaufbestandtheilen überschüssiges Phenylhydrazin, Aether und Ligroïn. Zur Abscheidung des Phenylhydrazins wurde die Flüssigkeit mit verdünnter Schwefelsäure geschüttelt, wobei das Phenylhydrazin als Sulfat in die wässerige Schicht überging. Die ätherische Schicht wurde abgehoben, Aether und Ligroïn wurden verdunstet. In dem Rückstande waren neben anderen Bestandtheilen des Nachlaufes die höher siedenden Säuren und Ester des Zwetschenbranntweines enthalten. Zur Trennung der freien Säuren von den übrigen Bestandtheilen wurde die ölige Flüssigkeit zweimal mit Potaschelösung geschüttelt und dadurch die freien Säuren in die wässerige Schicht übergeführt; man trennte beide Schichten im Scheidetrichter, übersättigte vorsichtig die wässerige Flüssigkeit mit verdünnter Schwefelsäure, schüttelte die freigemachten Säuren mit Aether aus, verdunstete den Aether, trocknete die ein dickes, bereits bei Wintertemperatur erstarrendes Oel darstellenden Säuren im Exsikkator und wog sie.

Beim Schmelzen und Erstarren verhielten sich die hochsiedenden freien Säuren des Zwetschenbranntweines wie ein Gemisch von höheren Fettsäuren; trotzdem enthielten sie bestimmbare Mengen freier Benzoësäure. Zur Gewinnung der letzteren wurden die geschmolzenen

Säuren mit heißem Wasser durchgeschüttelt, das Wasser im Scheidetrichter von dem Oele getrennt und warm filtrirt. Das Filtrat schied beim Erkalten kleine Mengen Benzoësäure aus. Man brachte sie durch Erwärmen wieder in Lösung, neutralisirte die Flüssigkeit mit Kalilauge, engte sie stark ein und säuerte sie dann mit Salzsäure an. Die Benzoësäure schied sich beim Erkalten in der Form dünner, farbloser Krystallblättchen ab; man kühlte stark ab, filtrirte die Flüssigkeit durch ein gewogenes Filter, wusch dieses mit Wasser nach, trocknete die Krystalle bei gewöhnlicher Temperatur und wog sie. Ihr Schmelzpunkt lag bei 120° C. Die Menge der Krystalle reichte zu einer Elementaranalyse aus.

0,1828 g Stoff gaben 0,4636 g Kohlensäure und 0,0783 g Wasser.

	gefunden	berechnet für Benzoësäure $C_7 H_6 O_2$
Prozente Kohlenstoff . .	69,16	68,84
Prozente Wasserstoff . .	4,77	4,93

Die in Wasser unlöslichen freien Fettsäuren des Zwetschenbranntweines wurden in Alkohol gelöst und mit heißer Baryumhydratlösung in der früher[1]) beschriebenen Weise fraktionirt gefällt. Man machte vier Fällungen, bestimmte den Baryumgehalt der Niederschläge und den Schmelzpunkt der freigemachten Fettsäuren:

	Nummer der Fällung:				
	1	2	3	4	Mutterlauge
Prozente Baryum	27,52	29,42	33,07	36,32	38,01
Schmelzpunkt der freigemachten Fettsäuren	26,3°	18°	11,5°	in Eiswasser flüssig.	

Die freien Fettsäuren des Zwetschenbranntweines bestehen hiernach vorwiegend aus Kaprinsäure und Kapronsäure; daneben ist auch Kaprylsäure und eine Fettsäure mit höherem Kohlenstoffgehalte als die Kaprinsäure vorhanden. Die beiden erstgenannten Säuren konnten in der Form ihrer Baryumsalze in ziemlich reinem Zustande gewonnen werden, die Kaprylsäure war dagegen, wie der niedrige Schmelzpunkt bewies, trotz des ziemlich nahe stimmenden Baryumgehaltes des Baryumsalzes noch mit anderen Fettsäuren verunreinigt. Die Natur der in dem Zwetschenbranntweine enthaltenen hochmolekularen Fettsäure konnte nicht festgestellt werden, da ihre Menge zu gering war, um sie von den übrigen Fettsäuren durch fraktionirte Fällung zu trennen. Für die Gegenwart von Pelargonsäure und Oenanthsäure unter den freien Fettsäuren des Zwetschenbranntweines bieten die Ergebnisse der Untersuchung keine Anhaltspunkte.

Die Analyse der einzelnen freien Fettsäuren, die aus dem Zwetschenbranntweine abgeschieden wurden, bezw. deren Baryumsalzen führte zu folgenden Zahlen:

Kaprinsäure $(C_{10} H_{20} O_2)$.

	gefunden	berechnet
Baryumgehalt des Baryumsalzes	28,92 %	28,69 %
Schmelzpunkt der Säure	28—29° C.	30° C.

Kapronsäure $(C_6 H_{12} O_2)$.

	gefunden	berechnet
Baryumgehalt des Baryumsalzes	36,92 %	37,40 %
Schmelzpunkt der Säure	unter 0°	—1,5° C.

---

[1]) Arbeiten a. d. Kaiserl. Gesundheitsamte 1893. **8.** 212 und 217.

Kaprylsäure ($C_8H_{16}O_2$).

	gefunden	berechnet
Baryumgehalt des Baryumsalzes	32,72 %	32,42 %
Schmelzpunkt der Säure	13—13,5° C.	16,5° C.

Die von der wässerigen Potaschelösung getrennte ölige Flüssigkeit enthielt die neutralen, hochsiedenden Bestandtheile des Zwetschenbranntwein-Nachlaufes, vornehmlich die höher siedenden Ester. Da eine Trennung der Ester durch fraktionirte Destillation nicht ausführbar schien, die Trennung der in denselben enthaltenen Säuren aber wohl möglich war, wurde das Oel mit alkoholischer Kalilauge verseift und darauf alle flüchtigen Bestandtheile, zuletzt mit Wasserdampf, abdestillirt. Die im Rückstande sich findenden Kalisalze der Estersäuren wurden mit Schwefelsäure zersetzt, die freigemachten Säuren in Aether gelöst, dieser verdunstet, die Säuren im Exsikkator getrocknet und gewogen.

Das Verhalten der Säuren bewies, daß sie neben höheren Fettsäuren reichliche Mengen von Benzoësäure enthielten. Das Säuregemisch war bei gewöhnlicher Temperatur fest, schmolz im Wasserbade unter Entwickelung stechend saurer Dämpfe und erstarrte beim Herausnehmen aus dem heißen Wasserbade sofort, wobei sich große Krystallblätter abschieden; Mischungen von Fettsäuren zeigen ein solches Verhalten nicht. Die feste Säuremischung begann bei 18 bis 19° C. zu schmelzen; beim weiteren Erwärmen hinterblieb in dem Röhrchen ein ungeschmolzenes Skelet, das erst bei über 70° C. schmolz.

Man entzog dem Säuregemische die Benzoësäure durch Schütteln mit heißem Wasser, trennte die wässerige Flüssigkeit von dem ungelösten Oele und ließ sie langsam erkalten. Die Benzoësäure schied sich hierbei in großen, weißen, prächtig glänzenden Blättern ab; die Krystallblätter wurden abgesaugt, gewaschen, im Exsikkator getrocknet und gewogen. Ihr Schmelzpunkt lag bei 121° C. Die Elementaranalyse führte zu folgenden Werthen:

0,3084 g Substanz gaben 0,7806 g Kohlensäure und 0,1426 g Wasser.

0,4127 g Substanz gaben 1,0430 g Kohlensäure und 0,1846 g Wasser.

	gefunden		berechnet für Benzoësäure
	I	II	($C_7H_6O_2$)
Prozente Kohlenstoff	69,03	68,92	68,84
Prozente Wasserstoff	5,15	4,98	4,93

Die aus den Estern abgeschiedenen, in Wasser unlöslichen Fettsäuren, die eine bei etwa 22° C. schmelzende Fettmasse bildeten, wurden mit heißer Baryumhydratlösung fraktionirt gefällt:

	Nummer der Fällung:					
	1	2	3	4	5	Mutterlauge
Prozente Baryum	27,13	29,04	30,64	32,89	34,74	37,63
Schmelzpunkt der freigemachten Fettsäuren	29°	24,5°	17°	11°		unter 0°

Auch unter den Estersäuren des Zwetschenbranntweines ist eine höhere Fettsäure als die Kaprinsäure enthalten. Durch weitere fraktionirte Fällung der aus der ersten Fällung freigemachten Fettsäuren erhielt man ein Baryumsalz mit 25,17 % Baryum, dessen Säure bei etwa 33° C. schmolz. Der niedrige Schmelzpunkt beweist, daß hier eine Mischung von Kaprinsäure mit einer höheren Fettsäure, keineswegs aber eine wenigstens annähernd reine Fettsäure vorlag. Da eine weitere Fraktionirung der Säuren aus Mangel an Material nicht ausführbar war, konnte die Natur der als Ester im Zwetschenbranntweine vorkommenden hohen Fettsäuren nicht näher festgestellt werden. Dagegen wurden die Baryumsalze der Kaprinsäure, Kaprylsäure und Kapronsäure in einigermaßen reinem Zustande gewonnen und analysirt.

Kaprinsäure $(C_{10} H_{20} O_2)$.

	gefunden	berechnet
Baryumgehalt des Baryumsalzes	28,75 %	28,69 %
Schmelzpunkt der Säure	29—29,5° C.	30° C.

Kaprylsäure $(C_8 H_{16} O_2)$.

	gefunden	berechnet
Baryumgehalt des Baryumsalzes	32,59 %	32,42 %
Schmelzpunkt der Säure	14,5—15° C.	16,5° C.

Kapronsäure $(C_6 H_{12} O_2)$.

	gefunden	berechnet
Baryumgehalt des Baryumsalzes	37,25 %	37,40 %
Schmelzpunkt der Säure	unter 0°	— 1,5° C.

Auch die Pelargonsäure scheint unter den Estersäuren des Zwetschenbranntweines mit einiger Sicherheit nachgewiesen zu sein, wie die folgende Analyse darthut:

Pelargonsäure $(C_9 H_{18} O_2)$.

	gefunden	berechnet
Baryumgehalt des Baryumsalzes	30,66 %	30,47 %
Schmelzpunkt der Säure	10—10,5° C.	12,5° C.

Doch muß bemerkt werden, daß gewisse Mischungen von Kaprinsäure mit niederen Fettsäuren ganz ähnliche Zahlen geben können. Oenanthsäure $(C_7 H_{14} O_2)$ vermochte man unter den Estersäuren des Zwetschenbranntweines nicht nachzuweisen.

Die von den Kalisalzen der Estersäuren abdestillirte Flüssigkeit wurde mit Aether ausgeschüttelt und der Aether verdunstet. Nach dem Verdampfen des in dem Rückstande enthaltenen Aethylalkohols, der von der Verseifung der Ester mit alkoholischem Kali herrührte, hinterblieb eine kleine Menge eines Oeles, die man wog. Das Oel enthielt, wie der Geruch und die Reaktion mit Anilin und Salzsäure bewiesen, noch deutliche Mengen Amylalkohol, Benzaldehyd und Furfurol. Die Stoffe verursachten indessen nur einen, allerdings recht merkbaren, Nebengeruch; der Hauptgeruch des Oeles war stark und unverkennbar der nach getrockneten Zwetschen. Das Material reichte in keiner Weise aus, den nach Zwetschen riechenden Stoff von den übrigen Bestandtheilen zu trennen; weder auf chemischem Wege noch durch fraktionirte Destillation hatte man Aussicht, zu einem befriedigenden Ziele zu gelangen. Trotzdem der charakteristisch riechende Stoff nachweislich mit anderen Körpern verunreinigt war, führte man doch eine Elementaranalyse des getrockneten Oeles aus, um womöglich dadurch einen gewissen Einblick in die Zusammensetzung dieses hochsiedenden Bestandtheiles des Zwetschenbranntweines zu erlangen. 0,1427 g des Oeles gaben 0,3993 g Kohlensäure und 0,1620 g Wasser, entsprechend 76,31 % Kohlenstoff und 12,64 % Wasserstoff.

Es ist als sehr wahrscheinlich zu bezeichnen, daß in dem höchstsiedenden Antheile des Zwetschenbranntwein-Nachlaufes ein Terpenhydrat $C_{10} H_{18} O$, vielleicht gemischt mit einem

Terpen $C_{10}H_{16}$, enthalten ist. Von neutralen, über 140° C. siedenden, nicht verseifbaren und nicht aldehydartigen Stoffen sind bisher in den verschiedenen Branntweinen nur wenige beobachtet worden. In erster Linie wäre an die höheren Alkohole, insbesondere den Hexylalkohol und den Heptylalkohol, zu denken, die thatsächlich, auch von dem Verfasser, aus Branntweinen isolirt wurden. Es ist nicht ausgeschlossen, ja bis zu einem gewissen Grade sogar nicht unwahrscheinlich, daß diese hohen Alkohole in dem Zwetschenbranntweine vorkommen. In dem zuletzt gewonnenen Oele können sie aber nicht den Hauptbestandtheil ausmachen, da dessen Geruch ein ganz anderer, viel stärker obstartiger war. Es bleibt vielmehr fast nur noch die Annahme übrig, daß das Oel ein Terpenhydrat enthielt; denn für die Anwesenheit eines sauerstofffreien Terpens liegen keine Anhaltspunkte vor. Hiermit stimmen die äußeren Eigenschaften des Oeles gut überein. Der Geruch war außerordentlich intensiv und charakteristisch, haftete lange an den mit Spuren desselben befeuchteten Fingern und erfüllte selbst in sehr kleiner Menge ein großes Zimmer mit dem unverkennbaren Zwetschengeruche. Beim Stehen an der Luft verharzte das Oel bald, wobei der frische, kräftige Obstgeruch allmählich verschwand und einem andern, wenig angenehmen, nicht definirbaren Geruche Platz machte. Die Ergebnisse der Elementaranalyse stimmen zwar, wie zu erwarten war, in Folge der Beimischung anderer Stoffe nicht mit der Zusammensetzung der Terpenhydrate $C_{10}H_{18}O$ überein; diese enthalten 77,90 % Kohlenstoff und 11,71 % Wasserstoff. Berücksichtigt man aber die Art der beigemischten Stoffe, so findet man, daß die Zahlen der Elementaranalyse der Annahme der Gegenwart eines Terpenhydrates wenigstens nicht widersprechen.

Der Zwetschenbranntwein war erheblich reicher an dem neutralen, nicht verseifbaren, nach Zwetschen riechenden Bestandtheile als der Kirschbranntwein an ähnlichen Stoffen. Bereits vorher (S. 27) wurde erwähnt, daß auch die gesammten Nachdestillate des Zwetschenbranntweines noch deutliche, durch ihren starken Geruch sich bemerkbar machende Mengen dieses Stoffes enthielten, während die Nachdestillate des Kirschbranntweines ein charakteristisch riechendes Terpenhydrat nicht erkennen ließen; der Umstand, daß der riechende Stoff in so großen Massen Wasser vertheilt war, und die leichte Veränderlichkeit des in kleinen Mengen abgeschiedenen Stoffes an der Luft verhinderten leider eine nähere Untersuchung desselben auch hier.

Die vorstehenden Darlegungen führen zu der Annahme, daß in dem Zwetschenbranntweine ein hoch siedendes ätherisches Oel enthalten ist, das bereits in den reifen Zwetschen vorkommt, die Gährung überdauert und bei der Destillation des Branntweines in diesen mit übergeht. Die reifen Zwetschen haben ein kräftiges und charakteristisch fruchtartiges Aroma, und zwar in weit höherem Grade als die Kirschen; besonders stark tritt dieses Aroma bei dem Uebergießen getrockneter Zwetschen mit heißem Wasser auf. Das ätherische Oel des Zwetschenbranntweines riecht ganz unverkennbar nach Zwetschen, woraus geschlossen werden darf, daß dasselbe nicht bei der Gährung neu entsteht, sondern fertig gebildet aus dem Rohmaterial stammt. Thatsächlich haben die aus anderen Pflaumenarten, die ein von den Zwetschen völlig abweichendes Aroma haben, hergestellten Branntweine stets das unverkennbare Aroma der verwendeten Früchte. Von J. Boussingault[1]) ist dies z. B. bei dem Mirabellenbranntweine, der im Reichslande öfter dargestellt wird, zweifellos festgestellt worden; auch von

---

[1]) Annal. chim. phys. [4.] 1866. **8.** 210.

dem Pfirsichbranntweine gilt das Gleiche. Es ist bekannt, daß sich in dieser Hinsicht die einzelnen Obstarten verschieden verhalten; während bei einigen, z. B. den Pflaumen und auch bei gewissen Traubensorten (Riesling, Traminer, Muskateller) das natürliche Aroma bei der Gährung erhalten bleibt, wird es bei anderen Obstarten, z. B. in besonders ausgesprochenem Maaße bei den Erdbeeren, durch die Gährung vollständig zerstört.

Bei der Gährung der Zwetschen wird das natürliche Aroma der Früchte nicht nur nicht zerstört, sondern es scheint sogar eine Konzentrirung desselben in dem Branntweine stattzufinden. Es ist zweifellos, daß der als ätherisches Oel bezeichnete Bestandtheil des Zwetschenbranntweines trotz seiner kleinen Mengen einen erheblichen Antheil an dem Aroma und dem Fruchtgeruche und Fruchtgeschmacke dieses Branntweines hat und somit bis zu einem gewissen Grade werthbestimmend wird. J. Neßler[1]) sagt hierüber Folgendes: „Der größere oder geringere Werth der aus Früchten gebrannten Wasser wird in erster Linie durch mehr oder weniger Fruchtgeschmack bedingt. In der Welt-Ausstellung in Wien 1873 waren z. B. sehr viele Slibowitz (Zwetschenwasser aus slavischen Ländern) ausgestellt, welche von den Preisrichtern ihres starken Fruchtgeschmackes halber (sie werden aus kleinen sehr reifen Zwetschen dargestellt) als sehr werthvoll bezeichnet wurden, obwohl die Mehrzahl derselben nicht reinschmeckend war." . . . „Werden echte, aus Früchten gebrannte Wasser so lange bei etwa 60° C. eingedampft, bis der Weingeist verdunstet ist, so zeigen die zurückbleibenden Flüssigkeiten den spezifischen Geruch der verwendeten Früchte; es ist dies ganz besonders bei gutem Zwetschenwasser in hohem Grade der Fall."

Die Brenner legen den größten Werth darauf, daß ihr Destillat möglichst reich an dem Aroma, d. h. dem ätherischen Oele der reifen Zwetschen ist. Das erste Destillat, der sogenannte Rohbrand, ist stets reich an diesem Oele, enthält aber meist noch andere Stoffe, die ihn etwas scharf und wenig rein schmeckend machen. Zur Beseitigung dieser Stoffe wird eine zweite Destillation, also gewissermaßen eine unvollkommene Rektifikation des ersten Destillates, des Rohbrandes, vorgenommen. Der hierbei gewonnene „Läuterbrand" hat einen viel schwächeren Fruchtgeruch und -Geschmack als der Rohbrand, weil das hochsiedende ätherische Oel, der wesentlichste Träger dieses Geruches und Geschmackes, bei dem Läutern größtentheils zurückbleibt. Zur Erhöhung des Fruchtaromas des Läuterbrandes pflegen daher die Brenner dem Rohbrande vor der Destillation besonders gute und reife vergohrene Zwetschen zuzusetzen. Welche Bedeutung das ätherische Oel der reifen Zwetschen für den Zwetschenbranntwein hat, ergiebt sich auch daraus, daß nach M. Petrowitsch[2]) häufig künstlicher Zwetschenbranntwein dadurch hergestellt wird, daß man anderen Branntwein, z. B. Tresterbranntwein, auf gedörrten Zwetschen liegen läßt. Das in dem Rohmaterial bereits vorgebildete ätherische Oel ist ohne Zweifel der einzige wirklich charakteristische Bestandtheil des Zwetschenbranntweines, der diesen von allen übrigen Branntweinen durch Geruch und Geschmack unterscheidet. Um so bedauerlicher ist es, daß es nicht gelungen ist, dieses ätherische Oel näher zu charakterisiren; zur Abscheidung dieses Oeles in reinem Zustande und eingehenderen Untersuchung desselben müßte eine so große Menge Zwetschenbranntweinfuselöl verarbeitet werden, wie sie voraussichtlich so bald nicht in den Händen eines Chemikers vereinigt sein wird.

---

[1]) Arch. Pharm. [3.] 1881. **19.** 161.
[2]) Ztschr. analyt. Chemie 1886. **25.** 195.

Es erübrigte nun noch die Bestimmung des Gehaltes des Zwetschenbranntweines an Glycerin und an nichtflüchtigen Extrakt= und Mineralbestandtheilen. Wie bereits bei der Untersuchung des Kirschbranntweines[1]) festgestellt wurde, enthalten die in primitiver Weise mit Hülfe der denkbar einfachsten Destillirvorrichtungen gewonnenen Branntweine merkliche Mengen des schwer flüchtigen Glycerins. Dieser Stoff findet sich als regelmäßiges Erzeugniß der Gährung stets in den vergohrenen Maischen. Die Zwetschenmaischen sind ganz besonders „dick", sie werfen beim Kochen große Blasen und schäumen stark; dabei wird nicht nur ein Theil des schwerflüchtigen Glycerins, sondern auch eine geringe Menge nichtflüchtiger Extrakt= und Mineralbestandtheile von den Wasser= und Alkoholdämpfen mit übergerissen. Man darf annehmen, daß bei der zur Zerlegung des Zwetschenbranntweines von dem Verfasser vorge= nommenen Rektifikation mit Hülfe der Kolonne keine Spur Glycerin in das Destillat über= ging. Sobald aber der den Dephlegmator speisende Wasserzufluß abgestellt und der noch übrige Inhalt der Destillirblase mit vollem Dampf nach Möglichkeit abdestillirt wurde, war auch dem Glycerin Gelegenheit zum Verdampfen gegeben; dasselbe mußte sich dann neben freien Fettsäuren in dem „dritten Nachlaufe", d. h. den ohne Dephlegmation gewonnenen Nach= destillaten finden. Man machte die Nachdestillate schwach alkalisch und engte sie stark ein; alsdann destillirte man die Salzlösung aus dem Sandbade im luftverdünnten Raume bis fast zur Trockenheit, nahm den Rückstand noch zweimal mit Wasser auf und destillirte wiederum zur Trockenheit. Neben Wasser mußte sich im Destillate das etwa vorhandene Glycerin vorfinden.

Es stand zu erwarten, daß nicht das gesammte in dem Zwetschenbranntweine enthaltene Glycerin unter den hier vorliegenden Bedingungen überdestilliren würde, daß vielmehr der größere Theil in der Blase und auf den Siebböden zurückbleiben würde. Man sammelte daher den in der Blase verbliebenen Rückstand auf; da an der Destillirkolonne eine Vor= richtung angebracht war, mittels deren man die ganze Kolonne mit Wasser ausspülen konnte, that man auch dies und sammelte das Spülwasser. Beide Flüssigkeiten wurden stark einge= engt und alsdann das Glycerin aus dem Sandbade im luftverdünnten Raume abdestillirt. Die Glycerinlösung, die andere organische Stoffe nicht mehr enthalten konnte, wurde in einem kleinen Kölbchen mit Kugelaufsatz konzentrirt und in einem Meßzylinder auf einen Raum von 50 ccm gebracht. Man bestimmte die Dichte der Lösung mit Hülfe eines Dichtefläschchens (Pyknometers) und das Brechungsvermögen mit dem großen Abbé'schen Refraktometer; die Dichte betrug bei 15° C., bezogen auf Wasser von derselben Temperatur, $d\left(\frac{15°}{15°}\,C.\right) =$ 1,0107, der Brechungsexponent bei 15° C. n = 1,3389.

Nach dem Abdampfen des Wassers und Trocknen des Rückstandes hinterblieb eine fast farblose, dicke Flüssigkeit, die süß schmeckte und beim Erhitzen mit Kaliumbisulfat Akroleïn entwickelte; damit ist die Anwesenheit von Glycerin erwiesen. Bei der Elementaranalyse der bei 110° getrockneten öligen Flüssigkeit wurden folgende Zahlen erhalten:

0,2247 g Substanz gaben 0,3588 g Kohlensäure und 0,2036 g Wasser.

	gefunden	berechnet für Glycerin ($C_3 H_8 O_3$)
Prozente Kohlenstoff	43,55	39,12
Prozente Wasserstoff	10,09	8,72

---

[1]) Arbeiten a. d. Kaiserl. Gesundheitsamte 1895. **11**. 325.

Sowohl der Kohlenstoff= als auch der Wasserstoffgehalt des dickflüssigen Oeles ist beträchtlich höher als der des Glycerins. Während der hohe Wasserstoffgehalt auf eine Beimischung von Wasser zurückgeführt werden könnte, weist der hohe Kohlenstoffgehalt auf die Gegenwart eines anderen organischen, kohlenstoffreicheren Körpers hin. Nach Analogie früherer Untersuchungen wird man in der Annahme nicht fehlgehen, daß der Zwetschenbranntwein neben Glycerin noch Isobutylenglykol $(CH_3)_2 = C(OH) \cdot CH_2 OH$ enthält und daß dieser Stoff dem abgeschiedenen Glycerin beigemischt ist; das Isobutylenglykol enthält 53,32 % Kohlenstoff und 11,14 % Wasserstoff. Nimmt man an, daß das aus dem Zwetschenbranntweine abgeschiedene dickflüssige Oel nur aus Glycerin und Isobutylenglykol besteht, so berechnet man aus dem Kohlenstoffgehalte der Mischung, daß diese aus 69 % Glycerin und 31 % Isobutylenglykol besteht. Eine Trennung dieser beiden Stoffe war nicht ausführbar.

Zur Bestimmung des Gehaltes des Zwetschenbranntweines an nichtflüchtigen Extrakt= und Mineralbestandtheilen wurde nach und nach ½ Liter in einer flachen Platinschale, wie sie für die Extraktbestimmung im Weine vorgeschrieben ist, auf dem Wasserbade verdampft, der Verdampfungsrückstand 2½ Stunden im Trockenschranke getrocknet und gewogen. Dann wurde der Rückstand mit kleiner Flamme verascht und die Asche gewogen. Der Kupfergehalt der Asche wurde einerseits gewichtsanalytisch durch Fällen mit Schwefelwasserstoff, andererseits elektrolytisch bestimmt.

c. Zusammenfassung der Ergebnisse der Untersuchung des gewöhnlichen Zwetschenbranntweines.

Vorbemerkung. Bei der Untersuchung des Kirschbranntweines wurde gefunden,[1] daß ein Theil der darin enthaltenen Blausäure in freiem Zustande, ein Theil aber an Benzaldehyd gebunden als Benzaldehydcyanhydrin oder Mandelsäurenitril $C_6 H_5 \text{-} CH < {}^{OH}_{CN}$ vorhanden ist. Es ergab sich, daß in dem untersuchten gewöhnlichen Zwetschenbranntweine keine Spur freie Blausäure enthalten, daß vielmehr die gesammte Blausäure in gebundenem Zustande zugegen war. Man verfuhr bei der Zusammenstellung der Ergebnisse in der Weise, daß man die gesammte gebundene Blausäure als Benzaldehydcyanhydrin in Anrechnung brachte; jedem Gramm gebundener Blausäure entsprechen gemäß der Formel 4,92 g Benzaldehydcyanhydrin. Von dem gefundenen Gesammt=Benzaldehyde wurde ferner die Menge Benzaldehyd, die hiernach mit Blausäure verbunden war, abgezogen und der Unterschied als freier Benzaldehyd aufgeführt. Die Ester, die sämmtlich in der Form ihrer durch Verseifen gewonnenen Säuren bestimmt wurden, sind durchweg als Aethylester berechnet worden, da Ester höherer Alkohole nur in verschwindend kleiner Menge in dem Zwetschenbranntweine enthalten sein können. Das Kupfer wurde einerseits als metallisches Kupfer, andererseits als essigsaures Kupfer aufgeführt, da es voraussichtlich in letzterer Form im Branntweine enthalten ist.

In 100 Litern des untersuchten Zwetschenbranntweines von der Dichte $d \left(\frac{15^0}{15^0} C. \right)$ = 0,9378 wurden gefunden:

Aethylalkohol	38430 g
Acetaldehyd	9,2 „
Acetal	2,8 „

---

[1] Arbeiten a. d. Kaiserl. Gesundheitsamte 1895. **11**. 357.

Ameisensäure	. . . .	1,4 g
Essigsäure	. . . .	63,2 „
Normale Buttersäure	. . . .	4,1 „
Höhere Fettsäuren (Kapronsäure, Kaprylsäure, Kaprinsäure und eine höhere Fett-säure, vielleicht Palmitinsäure)	. . . .	4,5 „
Ameisensäure-Aethylester	. . . .	3,0 „
Essigsäure-Aethylester	. . . .	79,4 „
Normaler Buttersäure-Aethylester	. . . .	3,7 „
Ester höherer Fettsäuren (der Kapronsäure, Kaprylsäure, Kaprinsäure, einer höheren Fettsäure [Palmitinsäure?] und vielleicht der Pelargonsäure) . . .	12,3 „
Normaler Propylalkohol	. . . .	18 „
Isobutylalkohol	. . . .	41 „
Amylalkohol	. . . .	194 „
Gesammte Blausäure	. . . .	3,18 „
Freie Blausäure	. . . .	0 „
Gebundene Blausäure	. . . .	3,18 „
Benzaldehydcyanhydrin	. . . .	15,65 „
Freier Benzaldehyd	. . . .	2,8 „
Benzoësäure	. . . .	1,7 „
Benzoësäure-Aethylester	. . . .	6,6 „
Furfurol	. . . .	2,3 „
Ammoniak einschließlich kleiner Mengen organischer Basen	. . . . . .	0,57 „
Neutrale, nicht verseifbare, ölige, hochsiedende Bestandtheile von angenehmem, charakteristischem Zwetschengeruche (ätherisches Oel oder Terpenhydrat?)	. etwa 3 „
Glycerin und Isobutylenglykol	. . . . . .	etwa 3 „
Extrakt		12,4 „
Mineralbestandtheile	. . . .	4,5 „
Metallisches Kupfer	. . . .	0,21 „
Dem Kupfergeh. entsprechendes krystallisirtes essigsaures Kupfer $(C_2H_3O_2)_2Cu + H_2O$	0,66 „

Auf 100 000 Gewichtstheile Aethylalkohol in dem Zwetschenbranntweine kommen:

Acetaldehyd	. . . .	23,9 g
Acetal	. . . .	7,3 „
Ameisensäure	. . . .	3,6 „
Essigsäure	. . . .	164,4 „
Normale Buttersäure	. . . .	10,7 „
Höhere Fettsäuren (Kapronsäure, Kaprylsäure, Kaprinsäure und eine höhere Fett-säure, vielleicht Palmitinsäure)	. . . .	11,7 „
Ameisensäure-Aethylester	. . . .	7,8 „
Essigsäure-Aethylester	. . . .	206,6 „
Normaler Buttersäure-Aethylester	. . . .	9,6 „
Ester höherer Fettsäuren (der Kapronsäure, Kaprylsäure, Kaprinsäure, einer höheren Fettsäure [Palmitinsäure?] und vielleicht der Pelargonsäure)	32,0 „
Normaler Propylalkohol	. . . .	47 „
Isobutylalkohol	. . . .	107 „
Amylalkohol	. . . .	505 „
Gesammte Blausäure	. . . .	8,27 „
Freie Blausäure	. . . .	0 „
Gebundene Blausäure	. . . .	8,27 „
Benzaldehydcyanhydrin	. . . . . .	40,79 „
Freier Benzaldehyd	. . . .	7,3 „
Benzoësäure	. . . .	4,4 „
Benzoësäure-Aethylester	. . . . . .	17,2 „
Furfurol	. . . .	6,0 „
Ammoniak einschließlich kleiner Mengen organischer Basen	. . . . . .	1,48 „

Neutrale, nicht verseifbare, ölige, hochsiedende Bestandtheile von angenehmem,
charakteristischem Zwetschengeruche (ätherisches Oel oder Terpenhydrat?) . . etwa 8 g
Glycerin und Isobuthlenglykol . . . . etwa 8 „
Extrakt . . . . 32,2 „
Mineralbestandtheile . . . . 11,7 „
Metallisches Kupfer . . . . 0,55 „
Krystallisirtes essigsaures Kupfer . . . . 1,73 „

2. Die Zusammensetzung des Zwetschenbranntwein-Spätbrandes.

Der Spätbrand war, ebenfalls im Reichslande, in der Weise hergestellt worden, daß das Gährfaß, nachdem die Gährung der Hauptsache nach vollendet war, fest zugeschlagen und die Maische über ein halbes Jahr stehen gelassen wurde; erst nach Ablauf dieser Zeit wurde der Zwetschenbranntwein-Spätbrand abdestillirt. Diese Art der Darstellung bringt es mit sich, daß der Spätbrand reicher an aromatisch riechenden und sonstigen Nebenbestandtheilen der Gährung ist. Vor Allem werden das Fruchtfleisch der Zwetschen und die Zwetschenkerne vollständiger ausgelaugt, wodurch diejenigen Stoffe, die den Fruchtgeruch und -geschmack des Zwetschenbranntweines bewirken, sowie die den Kernen entstammenden flüchtigen Bestandtheile, Benzaldehyd und Blausäure, in größeren Mengen in das Destillat gelangen. Wenn auch zur Zeit des Zuschlagens des Gährfasses die Gährung der Hauptsache nach vollendet ist, so findet doch auch später noch eine langsame Nachgährung statt; die „weingare" Zwetschenmaische enthält thatsächlich noch kleine, gar nicht so unerhebliche Mengen reduzirenden Zuckers. Es ist möglich, daß bei dieser, unter ungünstigen Bedingungen verlaufenden Nachgährung mehr Nebenbestandtheile (sogenannte alkoholische Verunreinigungen) gebildet werden als bei der flott und unter günstigeren Verhältnissen vor sich gehenden Hauptgährung. Von besonderer Bedeutung ist der Umstand, daß in der vergohrenen Zwetschenmaische lebhafte Oxydationsvorgänge statthaben, die wesentliche Veränderungen auch der flüchtigen, in das Destillat übergehenden Gährungserzeugnisse im Gefolge haben. Der Alkohol wird zum Theil zu Aldehyd und Essigsäure, der Benzaldehyd zu Benzoësäure oxydirt; der Aldehyd kann sich mit Alkohol zu Acetal verbinden. Ferner aber schreitet die Ueberführung der freien Säuren in Ester, die Esterifizirung, beim Stehen der Maische immer weiter fort; daß die Bildung von Säureestern, die sämmtlich einen angenehmen, aromatischen Geruch haben, von größtem Einflusse auf die Geruchs- und Geschmackseigenschaften des Zwetschenbranntweines ist, bedarf nicht der Begründung.

Daß derartige Veränderungen beim Stehen der vergohrenen Zwetschenmaische wirklich auftreten, wurde bei mehreren Proben, die man in längeren Zwischenräumen untersuchte, bestätigt gefunden; sowohl der Gehalt an Aldehyd als auch an freien Säuren und an Estern nahm ganz erheblich, innerhalb zweier Jahre um mehr als 80 % zu. Der Spätbrand ist daher unter sonst gleichen Verhältnissen stets reicher an aromatischen Nebenbestandtheilen als der gewöhnliche Zwetschenbranntwein; wegen seines stärkeren Fruchtaromas und Fruchtgeschmackes steht er auch höher im Preise und wird von Kennern mehr geschätzt.

Der zur Untersuchung vorliegende Zwetschenbranntwein-Spätbrand war farblos und hatte die Dichte $d\left(\frac{15^0}{15^0}\,C.\right) = 0,9513$; er enthielt 40,57 Maaßprozent oder 33,88 Gewichtsprozent Alkohol oder 32,20 g Alkohol in 100 ccm. Der Spätbrand hatte den dem Zwetschenbranntweine eigenthümlichen Fruchtgeruch und Fruchtgeschmack in hohem Maaße. Ueber die Untersuchung, die in derselben Weise wie die des gewöhnlichen Zwetschenbranntweines ausgeführt wurde, ist im Einzelnen nur wenig zu erwähnen. Die Buttersäure erwies sich auch hier als normale, ebenso der Buttersäureester. Unter den höheren Fettsäuren fand sich ebenfalls eine solche mit höherem Kohlenstoffgehalte als die Kaprinsäure, doch gelang es nicht, die Natur dieser Säure festzustellen; dasselbe gilt von den höheren Fettsäureestern. Von höheren Alkoholen wurden normaler Propylalkohol, Isobutylalkohol und Amylalkohol gefunden. Letzterer erwies sich wiederum als ein Gemisch von aktivem und inaktivem Amylalkohol; das optische Drehungsvermögen der Mischung, mit dem Wild'schen Polaristrobometer bestimmt, ergab sich zu $[\alpha]_D^{20} = -1,03^{\circ}$. Freie Blausäure fehlte in dem Spätbrande vollständig; die gesammte Blausäure war in gebundenem Zustande vorhanden. Freie Benzoësäure wurde nur in geringer Menge gefunden, sie war größtentheils in Ester übergeführt. Furfurol war nur in so geringen Spuren vorhanden, daß es im Branntweine selbst nicht mehr nachweisbar war. Von Basen war vorwiegend Ammoniak vorhanden, das von kleinen Mengen organischer Aminbasen begleitet war; Pyridin und andere hochmolekulare Basen von üblem Geruche konnten nicht nachgewiesen werden. Das neutrale, nicht verseifbare, hochsiedende Oel, das wesentlich zu dem Fruchtgeruche des Zwetschenbranntwein-Spätbrandes beiträgt, konnte nicht näher gekennzeichnet werden. Das aus dem Spätbrande abgeschiedene Glycerin war ebenfalls mit Isobutylenglykol gemischt; aus dem Kohlenstoffgehalte der Mischung berechnete man einen Gehalt von 23 % Isobutylenglykol.

Zusammenfassung der Ergebnisse der Untersuchung des Zwetschenbranntwein-Spätbrandes.

In 100 Litern des untersuchten Zwetschenbranntwein-Spätbrandes von der Dichte $d\left(\frac{15^{\circ}}{15^{\circ}} C.\right) = 0,9513$ wurden gefunden:

Aethylalkohol	32200 g
Acetaldehyd	8,0 „
Acetal	1,7 „
Ameisensäure	1,5 „
Essigsäure	138,7 „
Normale Buttersäure	3,9 „
Höhere Fettsäuren (Kapronsäure, Kaprylsäure, Kaprinsäure und eine höhere Fettsäure, vielleicht Palmitinsäure)	2,1 „
Ameisensäure-Aethylester	2,8 „
Essigsäure-Aethylester	92,3 „
Normaler Buttersäure-Aethylester	4,5 „
Ester höherer Fettsäuren (der Kapronsäure, Kaprylsäure, Kaprinsäure, einer höheren Fettsäure [Palmitinsäure?] und vielleicht der Pelargonsäure) . . .	14,2 „
Normaler Propylalkohol	16 „
Isobutylalkohol	25 „
Amylalkohol	121 „
Gesammte Blausäure	2,63 „
Freie Blausäure	0 „
Gebundene Blausäure	2,63 „
Benzaldehydcyanhydrin	12,94 „
Freier Benzaldehyd	3,3 „
Benzoësäure	Spur
Benzoësäure-Aethylester	10,2 „
Furfurol	Spur

Ammoniak einschließlich kleiner Mengen organischer Basen . . . . 1,27 g
Neutrale, nicht verseifbare, ölige, hochsiedende Bestandtheile von angenehmem,
    charakteristischem Zwetschengeruche (ätherisches Oel oder Terpenhydrat?) . . etwa 4 „
Glycerin und Isobutylenglykol . . . . etwa 5 „
Extrakt . . . . 29,8 „
Mineralbestandtheile . . . . 9,3 „
Metallisches Kupfer . . . . 1,06 „
Dem Kupfergehalte entsprechendes krystallisirtes essigsaures Kupfer $(C_2H_3O_2)_2Cu + H_2O$ 3,34 „

Auf 100000 Gewichtstheile Aethylalkohol in dem Zwetschenbranntwein-Spätbrande kommen:

Acetaldehyd . . . . 24,8 g
Acetal . . . . 5,3 „
Ameisensäure . . . . 4,7 „
Essigsäure . . . . 430,8 „
Normale Buttersäure . . . . 12,1 „
Höhere Fettsäuren (Kapronsäure, Kaprylsäure, Kaprinsäure und eine höhere Fett-
    säure, vielleicht Palmitinsäure) . . . . 6,5 „
Ameisensäure-Aethylester . . . . 8,7 „
Essigsäure-Aethylester . . . . 286,7 „
Normaler Buttersäure-Aethylester . . . . 14,0 „
Ester höherer Fettsäuren (der Kapronsäure, Kaprylsäure, Kaprinsäure, einer höheren
    Fettsäure [Palmitinsäure?] und vielleicht der Pelargonsäure) . . . . . 44,1 „
Normaler Propylalkohol . . . . 50 „
Isobutylalkohol . . . . 78 „
Amylalkohol . . . . 376 „
Gesammte Blausäure . . . . 8,17 „
Freie Blausäure . . . . 0 „
Gebundene Blausäure . . . . 8,17 „
Benzaldehydcyanhydrin . . . . 40,2 „
Freier Benzaldehyd . . . . 10,2 „
Benzoësäure . . . . Spur
Benzoësäure-Aethylester . . . . 31,7 „
Furfurol . . . . Spur
Ammoniak einschließlich kleiner Mengen organischer Basen . . . . 3,94 „
Neutrale, nicht verseifbare, ölige, hochsiedende Bestandtheile von angenehmem,
    charakteristischem Zwetschengeruche (ätherisches Oel oder Terpenhydrat?) . . etwa 12 „
Glycerin und Isobutylenglykol . . . . etwa 16 „
Extrakt . . . . , 92,6 „
Mineralbestandtheile . . . . 28,9 „
Metallisches Kupfer . . . . 3,29 „
Krystallisirtes essigsaures Kupfer . . . . 10,37 „

B. Die Untersuchung des Zwetschenbranntweines im Kleinen.

a. Ergebnisse früherer Untersuchungen über Zwetschenbranntwein.

Während der Kirschbranntwein einen weitverbreiteten Handelsartikel bildet und überallhin in ziemlich beträchtlichen Mengen versandt wird, hat der Zwetschenbranntwein vorwiegend nur eine örtliche Bedeutung für die Gegenden, in denen er in größerer Menge hergestellt wird; in einzelnen Ländern spielt er indessen auch als Gegenstand des Handels eine nicht unerhebliche Rolle. Dieser Umstand ist ohne Zweifel die Ursache gewesen, daß der Zwetschenbranntwein bisher so selten Gegenstand eingehender chemischer Untersuchung gewesen ist, während der ihm nahestehende Kirschbranntwein schon früher und verhältnißmäßig häufig auf seine Zusammensetzung und Eigenschaften geprüft worden ist.

Wohl zuerst haben sich J. Neßler [1] sowie J. Neßler und M. Barth [2] mit der Untersuchung des Zwetschenbranntweines beschäftigt. Sie richteten ihr besonderes Augenmerk auf den Gehalt des Zwetschenbranntweines an Kalk, da von anderer Seite der Anspruch erhoben wurde, unverfälschter Zwetschenbranntwein dürfte als reines Destillat keine nichtflüchtigen Bestand= theile enthalten. Neßler und Barth setzen auseinander, warum diese Ansicht irrig ist. Bei der Destillation des Zwetschenbranntweines in den üblichen primitiven Apparate werden Theile der dickflüssigen, stark schäumenden Maische mit übergerissen und gelangen so in das Destillat. Vielfach ist ferner eine Verdünnung des Destillates mit Wasser erforderlich, um es auf den von den Konsumenten gewünschten Alkoholgehalt zu bringen, namentlich dann, wenn der Rohbrand nochmals destillirt (geläutert) und dadurch konzentrirt worden ist. Wird hierbei Brunnenwasser verwendet, wie dies fast ausnahmslos der Fall ist, so gelangt Kalk in den Branntwein; in Folge des stets vorhandenen Säuregehaltes der Branntweine bleibt der Kalk größtentheils in Lösung (höchstens das Calciumsulfat fällt aus). Immerhin kann aber die Bestimmung der Mineralbestandtheile und des Kalkes unter Umständen zur Entdeckung einer absichtlichen Ver= fälschung des Zwetschenbranntweines mit Wasser (und Spiritus) führen, da in unverfälschtem Branntweine der Kalkgehalt nur gering sein kann. Sämmtliche von Neßler und Barth untersuchten Fruchtbranntweine enthielten geringe Mengen Extrakt und Mineralbestandtheile, worunter auch Kalk. Der Gehalt der Fruchtbranntweine an freier Säure, als Essigsäure berechnet, schwankte zwischen 0,02 und 0,23 % und betrug in der Mehrzahl der Fälle 0,03 bis 0,05 %. Ein Einfluß des Säuregehaltes auf die Güte der Fruchtbranntweine konnte nicht beobachtet werden; erst bei einem Gehalte von 0,15 % wurde die Säure durch den Geschmack erkannt. Den Kupfergehalt bestimmten Neßler und Barth kolorimetrisch mittelst Ferrocyankaliumlösung; von 4 Zwetschenbranntweinproben enthielten 2 nur Spuren Kupfer und 2 weniger als 2 mg Kupferacetat im Liter. Die Zwetschenbranntweine gaben die Furfurolreaktion mit Anilin und Salzsäure ziemlich stark; nach dem Verfahren von L. Marquardt [3] konnte Amylalkohol in den Zwetschenbranntweinproben nicht nachgewiesen werden. Im Uebrigen beschränkten sich Neßler und Barth bei der Beurtheilung und Werth= schätzung des Zwetschenbranntweines auf Geruchproben, indem sie nach den bekannten Verfahren (Verreiben des Branntweines in der Hand, Verdunsten des Branntweines bei niedriger Temperatur u. s. w.) die Riechstoffe möglichst konzentrirten.

Eine Anzahl Zwetschenbranntweine sowie eine Probe Pfirsichbranntwein aus Südungarn und den angrenzenden Gebieten wurden von M. Petrowitsch [4] untersucht. In diesen Gegenden gilt der Zwetschenbranntwein als der feinste einheimische Branntwein; den größten Ruf genießt der Zwetschenbranntwein aus Syrmien, namentlich der sogenannte Klosterbranntwein aus den dortigen 12 serbischen Klöstern. Petrowitsch bestimmte die Dichte der Branntweine bei 15,5° C. und entnahm den zugehörigen Alkoholgehalt der Alkoholtafel von Hehner. Die freie Säure wurde mit $^1/_{10}$=Normal=Natronlauge unter Verwendung von Lackmus als Indikator titrirt und als Essigsäure berechnet. Zur Bestimmung des Rückstandes wurde eine abgemessene Menge Branntwein in einem Platintiegel auf dem Wasserbade eingedampft und der Verdampfungs=

---

[1] Arch. Pharm. 1881. **219**. 161.
[2] Zeitschr. analyt. Chemie 1883. **22**. 33.
[3] Ber. deutsch. chem. Gesellschaft 1882. **15**. 1565.
[4] Zeitschr. analyt. Chemie 1886. **25**. 195.

rückstand bei 100° bis zum gleichbleibenden Gewichte getrocknet. Der getrocknete Abdampf=
rückstand hatte ein glänzendes, gummiartiges Aussehen und war gelblich bis schwarzbraun gefärbt;
er verkohlte unter Ausstoßung dichter, weißer, brenzlich riechender Dämpfe und hinterließ meist
nur wenig, mitunter auch mehr Asche, die mit verdünnter Salzsäure aufbrauste, also Karbonate
enthielt. Der Zwetschenbranntwein kommt in den hier in Betracht kommenden Ländern gelbbraun
in den Handel. Die am meisten geschätzte natürliche goldbraune Farbe, die sich erst nach
längerem Lagern entwickelt, wird vielfach durch Zusatz von Zuckerfarbe (Zuckercouleur) nachgeahmt;
Petrowitsch fand in einem derartigen, sonst vortrefflichen Zwetschenbranntweine (Kloster=
branntweine) 0,500 g Extrakt und 0,238 g direkt reduzirenden Zucker in 100 ccm. Der Pfirsich=
branntwein hatte eine grünliche Farbe.

Die Untersuchung der Zwetschenbranntweine und des Pfirsichbranntweines führte zu
folgenden Ergebnissen:

Nummer	Bezeichnung	Alter Jahre	Dichte bei 15,5° C. $d\left(\frac{15,5°}{15,5°}C.\right)$	Alkohol Volum= prozent	Freie Säure als Essigsäure berechnet	Abdampf= rückstand (Extrakt)	Mineral= bestandtheile
					g in 100 ccm		
1	Zwetschenbranntwein aus Cerevic (Syrmien)	1	0,9489	41,87	0,086	0,018	—
2	Zwetschenbranntwein aus Komoriste (Banat)	2	0,9383	47,89	0,078	0,008	—
3	Zwetschenbranntwein aus Kisfalu (Baranya)	3	0,9493	41,62	0,138	0,025	—
4	Zwetschenbranntwein aus M. Theresiopel	4	0,9601	34,31	0,138	0,108	—
5	Zwetschenbranntwein aus Bosnien	neu	0,9687	27,09	0,219	0,079	0,033
6	Desgl.	neu	0,9681	27,64	0,208	0,073	0,035
7	Desgl.	neu	0,9737	22,27	0,240	0,080	—
8	Pfirsichbranntwein aus Pantschowa	1	0,9671	28,54	0,186	0,040	—

Im Jahre 1894 theilte Viktor Bedrödi[1] die Ergebnisse der Untersuchung einer Anzahl
Zwetschenbranntweine des Handels mit. Er bestimmte die Dichte, den Alkoholgehalt, die freien
(flüchtigen) Säuren und die Blausäure; ferner mischte er den Branntwein mit der halben
Menge Wasser (es ist nicht angegeben, ob Gewichts= oder Raumtheil gemeint ist) und stellte
fest, ob er sich durch Abscheidung von Fuselölbestandtheilen trübte oder nicht. Die von
Bedrödi ermittelten Zahlen sind in dem folgenden Täfelchen zusammengestellt. Dabei sei
bemerkt, daß die Angaben Bedrödi's sehr ungenau sind. Es ist nicht mitgetheilt, auf welche
Weise und bei welcher Temperatur die Dichte der Branntweine bestimmt wurde. Bei dem
Alkoholgehalte fehlt die Angabe, ob die mitgetheilten Zahlen Raumprozente, Gewichtsprozente
oder Gramm Alkohol in 100 ccm darstellen. Es ist nicht zu ersehen, wie die flüchtigen
Säuren bestimmt wurden, in welcher Weise sie berechnet wurden (z. B. als Essigsäure) und ob
Gewichtsprozente Säuren oder Gramm Säuren in 100 ccm Branntwein gemeint sind. Ferner
ist das Verfahren, nach dem die Blausäure bestimmt wurde, nicht mitgetheilt. Die Prüfung
auf Fuselöl wurde in der vorher angegebenen Weise durch Mischen mit Wasser ausgeführt;
auftretende Trübung wurde als „Reaktion auf Fuselöl" angesehen. Ueberhaupt scheinen die

[1] Zeitschr. Nahrungsm.=Unters., Hyg., Waarenkunde 1894. 8. 189.

Vedrödi'schen Zahlen mit Vorsicht aufgenommen werden zu müssen. Es werden z. B. fünf Zwetschenbranntweine mit der Dichte 0,950 aufgeführt, deren Alkoholgehalt wie folgt angegeben wird: 33,5, 36,5, 40,6, 40,6, und 42,9 %; vier Branntweine von der Dichte 0,930 sollen 46,8, 47,8, 49,3 und 50,5 % Alkohol, zwei Branntweine von der Dichte 0,940 sollen 42,6 und 44,7 % Alkohol enthalten. Diese großen Unterschiede im Alkoholgehalte bei gleicher Dichte könnten nur durch wechselnde und sehr beträchtliche Extraktmengen verursacht sein. Da die Zwetschenbranntweine nur einen ganz geringen Extraktgehalt aufweisen, sind die von Vedrödi gefundenen Zahlen unmöglich, sie müssen auf einem Irrthum oder Versehen beruhen. Alle Branntweine waren gefärbt.

Nr.	Bezeichnung der Zwetschenbranntweine	Dichte	Alkohol	Flüchtige Säuren	Blausäure	„Fuselöl"
1	Im kleinen Kessel gebrannt	0,930	50,5	0,046	0,006	starke Reaktion
2	Erdélyországi ó szilvorium . . .	0,945	41,6	Spur	0,001	Spur
3	Valódi ó szilvorium	0,930	49,3	0,050	0	0
4	Zárda szilvorium	0,950	36,5	Spur	0	0
5	Szerémi szilvorium	0,930	46,8	Spur	0	0
6	O erdélyi szilvorium	0,930	47,8	Spur	0	0
7	Szerémi szilvorium	0,950	40,6	0,050	Spur	Spur
8	Erdélyi szilvorium	0,940	44,7	Spur	0	0
9	Szirmai szilvorium	0,950	42,9	Spur	Spur	0
10	Uj szilvorium	0,925	50,9	0,050	Spur	Spur
11	Szerémi ó szilvorium	0,943	38,5	0,050	0,001	Spur
12	Kis üstön fött szilvorium	0,935	45,7	Spur	0,005	Spur
13	Erdei szilvorium	0,940	42,6	Spur	0	0
14	Szerémi szilvorium	0,950	40,6	0,050	Spur	Spur
15	Erdélyi szilvorium	0,950	33,5	Spur	Spur	0

Die Proben Nr. 1 und 12 hält Vedrödi für echt, da sie bestimmbare Mengen Blausäure enthielten und sich auf Wasserzusatz deutlich trübten. Nr. 2, 7, 10, 11 und 14 bezeichnet er als Mischungen, die nur einen kleinen Zusatz von Zwetschenbranntwein erhalten hätten, da sie nur kaum noch mit Sicherheit nachweisbare Spuren Blausäure aufwiesen und sich mit Wasser nur ganz schwach trübten. Die übrigen Branntweinproben, in denen er Blausäure nicht nachweisen konnte und die auf Zusatz von Wasser klar blieben, sieht Vedrödi als Kunstprodukte ohne eine Spur von echtem Zwetschenbranntwein an. Alle Branntweinproben enthielten kleine, nicht bestimmbare Mengen Benzaldehyd.

M. Mansfeld[1]) untersuchte innerhalb dreier Jahre 6 Zwetschenbranntweinproben und bediente sich dabei folgender Verfahren[2]): Der Alkohol wurde durch Destillation der Branntweine mit Alkali und Ermittelung der Dichte des Destillates mit Hülfe des Dichtefläschchens (Pyknometers), der Extraktgehalt durch Eindampfen von 50 ccm Branntwein in einer flachen Platinschale, wie sie für die Extraktbestimmung im Weine vorgeschrieben ist, auf dem Wasserbade und 2½ stündiges Trocknen bei 100° C. bestimmt. Die Säuren wurden mit ¹/₁₀-Normal-Alkali unter Verwendung von Phenolphtalein als Indikator titrirt, die Ester mit überschüssiger ¹/₁₀-Normal-Alkalilauge verseift und der Alkali-Ueberschuß mit ¹/₁₀-Normal-Salzsäure zurück-

<hr>

[1]) Zeitschr. allgem. österr. Apoth.-Vereins 1895. **33**. 705; 1896. **34**. 717; 1897. **35**. 636. Zeitschr. Nahrungsm.-Unters., Hyg., Waarenkunde 1895. **9**. 318; 1896. **10**. 321.

[2]) Zeitschr. allgem. österr. Apoth.-Vereins 1891. **29**. 21 und 41; 1894. **32**. 755; Zeitschr. Nahrungsm.-Unters., Hyg., Waarenkunde 1894. **8**. 306.

titrirt; die freien Säuren wurden als Essigsäure, die Ester als Essigäther berechnet. Die Aldehyde wurden kolorimetrisch mit Rosanilinbisulfit (einer durch schweflige Säure entfärbten Fuchsinlösung) durch Vergleich mit Lösungen von Acetaldehyd von bekanntem Gehalte bestimmt; das Furfurol wurde ebenfalls kolorimetrisch mit essigsaurem Anilin bestimmt. Die höheren Alkohole wurden nach dem Chloroform=Ausschüttelungsverfahren von Röse ermittelt und als Amylalkohol in Rechnung gezogen. Zur Bestimmung der Basen wurde in dem sauren Destillations=rückstande des Branntweines nach dem Kjeldahl'schen Verfahren der Stickstoff bestimmt; die Basen sind auf Ammoniak berechnet.

	Slibowitz	Slibowitz				
		echtes Destillat	Verschnitt=waare	ungarischer		aus konfis=zirtem Obst
Alkohol (Volumprozent)	63,60	34,25	43,50	50,06	52,44	46,40
Extrakt (Gramm in 100 ccm) . . .	—	0,206	0,054	0,054	0,0088	0,0092
Verunreinigungen des Alkohols (Gramm in 100 ccm)						
Säuren, als Essigsäure berechnet . .	0,053	0,144	0,079	0,053	0,029	0,062
Aldehyde, als Acetaldehyd berechnet . .	0,013	0,0066	0,0031	0,0038	0,0076	0,0121
Furfurol	0,0034	0,020	0,0006	0,0006	0,0013	0,0012
Höhere Alkohole, auf Amylalkohol berechnet	0,138	0,129	0,097	0,0153	0,080	0,066
Ester, als Essigäther berechnet . . .	0,095	0,106	0,043	0,062	0,111	0,208
Basen, als Ammoniak berechnet . . .	0,0002	0,003	0,0006	—	—	—
Auf 100 Raumtheile wasserfreien Alkohols berechnet:						
Säuren	0,083	0,420	0,182	0,105	0,055	0,134
Aldehyde	0,020	0,019	0,0071	0,0076	0,0144	0,026
Furfurol	0,0056	0,058	0,0013	0,0012	0,0025	0,0026
Höhere Alkohole	0,215	0,377	0,222	0,0306	0,153	0,123
Ester	0,149	0,310	0,099	0,123	0,211	0,447
Basen	0,0003	0,0087	0,0013	—	—	—
Summe der Verunreinigungen des Alkohols	0,473	1,183	0,512	0,267	0,436	0,733
Verhältniß der höheren Alkohole zu den Estern	1,44	1,22	2,24	0,25	0,72	0,27

In einem anderen Zwetschenbranntweine fand M. Mansfeld [1]) mehr als 0,2 Volum=prozent Fuselöl, auf Amylalkohol berechnet.

A. Petermann [2]) untersuchte einen Zwetschen= und einen Mirabellenbranntwein mit folgendem Ergebnisse:

	Zwetschenbranntwein	Mirabellenbranntwein
	Gramm in 100 ccm	
Alkohol	42,2	46,3
Fuselöl nach dem Röse'schen Verfahren	0,06	1,42
Ester, als Aethylacetat berechnet	0,06	—
Säure, als Essigsäure berechnet	0,015	—
Aldehyde, kolorimetrisch mit Rosanilinbisulfit bestimmt . . .	0,004	0,009
Furfurol, kolorimetrisch mit Anilin und Essigsäure bestimmt .	0,0029	0,0005
Basen, als Stickstoff ausgedrückt	0,00009	0,00044

[1]) Zeitschr. Nahrungsm. Unters. Hyg. Waarenkunde 1894. 8. 298.
[2]) Recherches de chimie et de physiologie appliquées à l'agriculture. 1894, Band 2.

Aehnlicher Verfahren wie M. Mansfeld bediente sich Alf. Riche[1]) bei der Untersuchung französischer Zwetschenbranntweine. Er bestimmte jedoch die höheren Alkohole nach Abscheidung der Aldehyde kolorimetrisch durch Kochen mit konzentrirter Schwefelsäure; als Vergleichsstoff diente dabei Isobutylalkohol. Die Untersuchungen von Riche führten zu folgenden Ergebnissen.

	Saumur	Saumur	Gray
Alkohol (Volumprozent)	60,5	61,0	59,4
Extrakt (Gramm in 100 ccm)	0,076	0,002	0,020
Verunreinigungen des Alkohols (Gramm in 100 ccm)			
Säuren, als Essigsäure berechnet	0,038	0,064	0,066
Aldehyde, als Acetaldehyd berechnet	0,0155	0,0090	0,0111
Furfurol	0,0011	0,0009	0,0009
Höhere Alkohole, als Isobutylalkohol berechnet	0,174	0,146	0,063
Ester, als Essigäther berechnet	0,094	0,151	0,073
Auf 100 Raumtheile wasserfreien Alkohols berechnet:			
Säuren	0,063	0,105	0,111
Aldehyde	0,026	0,0148	0,0187
Furfurol	0,0018	0,0015	0,0015
Höhere Alkohole	0,288	0,239	0,161
Ester	0,155	0,248	0,123
Summe der Verunreinigungen des Alkohols	0,534	0,608	0,415
Verhältniß der höheren Alkohole zu den Estern	0,53	1,04	0,76

Nach Abschluß der vorliegenden Arbeit wurde von C. Amthor und J. Zink[2]) eine ausführliche Abhandlung „Zur Beurtheilung der Edelbranntweine" veröffentlicht, in der die Ergebnisse der Untersuchung einer größeren Anzahl von solchen Branntweinen mitgetheilt werden. Darunter befinden sich 22 Kirschbranntwein=, 9 Zwetschenbranntwein=, 5 Mirabellen= branntwein=, 3 Heidelbeerbranntwein=, 3 Tresterbranntwein=, 2 Himbeerbranntweinproben und je 1 Probe Schlehenbranntwein, Hollunderbranntwein, Enzianbranntwein und ein aus Zwetschen und Birnen hergestellter Branntwein. Amthor und Zink konnten bestätigen, daß sowohl im Kirschbranntweine als auch im Zwetschen=, Mirabellen= und Schlehenbranntweine ein Theil der Blausäure in gebundenem Zustande enthalten ist. Bei ihren Untersuchungen bedienten sie sich folgender Verfahren. Der Alkohol wurde aus der Dichte der Branntweine unter Zugrundelegung der Alkoholtafel des Verfassers abgeleitet; in den Fällen, wo eine Fuselölbestimmung nach Röse ausgeführt wurde, wurde die Dichte des mit Alkali destillirten Branntweines bestimmt und daraus der Alkoholgehalt abgeleitet. Zur Bestimmung der Säure wurden 50 ccm Branntwein mit $^1/_{10}$=Normal=Alkali unter Verwendung von Phenolphtaleïn als Indikator titrirt. Die Bestimmung der Ester erfolgte durch Verseifen von 50 ccm neutralisirtem Branntwein mit $^1/_{10}$=Normal=Alkali am Rückflußkühler und Zurücktitriren des Alkalis mit $^1/_{10}$=Normal=Salzsäure. Sie ermittelten ferner die leichtflüchtigen Ester, indem sie von 100 ccm Branntwein nach Zusatz von 25 ccm Wasser 100 ccm abdestillirten und den Estergehalt des Destillates bestimmten. Das Fuselöl wurde nach dem Röse'schen Verfahren bestimmt. Zur

[1]) Journ. pharm. chim. [6]. 1895. **2**. 368.
[2]) Forschungsber. 1897. **4**. 362.

Feftftellung der Gefammtblaufäure und der freien Blaufäure wurde das Volhard'fche Reftverfahren angewandt (Zufatz einer überfchüffigen Menge titrirter Silberlöfung zu dem Branntweine, Abfiltriren des Cyanfilbers und Zurücktitriren des überfchüffigen Silbers im Filtrate mit Rhodanammoniumlöfung unter Verwendung von Eifenalaun als Jndikator); bei der Beftimmung der Gefammtblaufäure wurde zuvor das Benzaldehydcyanhydrin durch Ammoniak zerlegt. Weiter wurde auf Furfurol mit Anilin und Effigfäure und auf Aldehyde mit Rofanilinbifulfit geprüft und folgender Verdünnungsverfuch mit Waffer gemacht: 10 ccm Branntwein wurden mit dem gleichen Raumtheile deftillirten Waffers gemifcht; nach 25 Minuten beobachtete man die aufgetretene Trübung.

Die verdienftvollen Unterfuchungen von Amthor und Zink führten bezüglich der Zwetfchen-, Mirabellen- und Schlehenbranntweine zu folgenden Ergebniffen:

Nr.	Bezeichnung der Branntweine	Dichte d$\left(\frac{15^0}{15^0}\text{C.}\right)$	Alkohol	Säure, als Effigfäure berechnet	Efter, als Effigäther berechnet[1]	Fufelöl	Gefammt- blaufäure	Freie Blaufäure	Gebundene Blaufäure	Benzaldehyd- cyanhydrin	Kupfer	Furfurolreaktion mit Anilin und Effigfäure	Aldehydreaktion mit Rofanilin- bifulfit	Waffer- verdün- nung
				Gramm in 100 ccm.			Milligramm in 100 ccm.							
	Zwetfchenbranntweine													
1	Elf.-Lothring. Metz	0,9340	39,79	—	0,122	—	1,34	1,00	0,34	1,69	zieml. ftark	ftark	fchwach	Trüb.
2	„ Rufach	0,9386	38,72[2]	0,052	0,147	0,23	3,32	1,34	1,98	9,74	0	desgl.	desgl.	fchw. Trüb.
3	„ Zabern	0,9336	40,13	0,041	0,147	—	0,85	0,70	0,15	0,73	zieml. ftark	desgl.	desgl.	Trüb.
4	„ Thann	0,9396	37,18[2]	0,019	0,118	0,06	0,41	0	0,41	2,02	0	desgl.	zieml. ftark	opalif.
5	„ Metz	0,9380	37,92	0,074	0,185	—	0,70	—	—	—	0	desgl.	fehr fchwach	—
6	„ — 1894	0,9311	41,18	0,081	0,188	—	2,75	—	—	—	1,67	—	—	—
7	„ Scharr- burg 1893	0,9322	40,70	0,028	0,143	—	2,25	—	—	—	—	ftark	fehr fchwach	Trüb.
8	Badifches. Achern 1892	0,9354	39,35[2]	0,063	0,111	0,07	0,15	—	—	—	zieml. ftark	ftark	fehr fchwach	fchw. Trüb.
	Mirabellenbranntweine.													
9	Elf.-Lothring. Zabern	0,9373	38,21[2]	0,065	0,148	0,18	2,24	1,00	1,24	6,12	zieml. ftark	ftark	fehr fchwach	opalif.
10	„ Lothringer 1894	0,9393	37,79[2]	0,031	0,129	0,11	4,25	—	—	—	desgl.	desgl.	desgl.	desgl.
11	Elf.-Lothring. Barr 1893	0,9321	40,74	0,134	0,282	—	4,00	—	—	—	—	desgl.	fchwach	desgl.
12	Badifches 1892	0,9258	43,22	0,050	0,195	—	1,37	0,74	0,63	3,09	zieml. ftark	desgl.	fehr fchwach	desgl.
13	„ Durlach 1893	0,9295	41,78	0,033	0,087	—	—	—	—	—	fchwach	desgl.	zieml. ftark	Trüb.
	Schlehenbranntwein.													
14	Elf.-Lothring. Rufach	0,9459	35,57[2]	0,009	0,078	0,21	5,12	1,50	3,62	17,83	0	zieml. ftark	zieml. ftark	Trüb.

Ein von Amthor und Zink unterfuchter, aus einem Gemifche von Zwetfchen und Birnen hergeftellter Branntwein aus Durlach (1893er) von der Dichte d$\left(\frac{15^0}{15^0}\text{C.}\right)=0{,}9246$

---

[1] Amthor und Zink drücken den Gehalt der Branntweine an Eftern durch Angabe der Kubikzentimeter $^1/_{10}$-Normal-Alkali aus, die zur Verfeifung der Efter in 100 ccm Branntwein erforderlich find; fie bezeichnen diefe Zahl als Efterzahl des Branntweines. Um diefe Efterzahlen mit den von anderer Seite ermittelten Zahlen vergleichbar zu machen, wurden fie in der vorliegenden Tabelle durch Multiplikation mit 0,0088 auf Aethylacetat umgerechnet.

[2] Jn diefen Fällen wurde der Alkoholgehalt aus der Dichte des mit Alkali deftillirten Branntweines abgeleitet, bei den übrigen aus der Dichte des Branntweines felbft.

enthielt in 100 ccm: 43,67 g Alkohol, 0,058 g Säure, als Essigsäure berechnet, 0,394 g Gesammt-Ester, als Essigäther berechnet, 0,50 mg Gesammtblausäure, 0,63 mg Kupfer; die Furfurolreaktion trat stark, die Aldehydreaktion mit Rosanilinbisulfit ziemlich stark ein und beim Mischen mit dem gleichen Raumtheile Wasser trat eine Trübung auf. Weiter versetzten Amthor und Zink eine bereits abdestillirte Zwetschenmaische mit Zucker, ließen diesen vergähren und destillirten den Branntwein ab. Derselbe hatte die Dichte $d\left(\frac{15^0}{15^0}C.\right) = 0,9411$ und enthielt in 100 ccm: 36,96 g Alkohol, 0,073 g Säure, als Essigsäure berechnet, 0,182 g Gesammt-Ester, als Essigäther berechnet; er war frei von Blausäure. Die Furfurolreaktion trat stark, die Aldehydreaktion mit Rosanilinbisulfit sehr schwach ein; beim Mischen mit dem gleichen Raumtheile Wasser blieb der Branntwein klar.

b. Beobachtungen des Verfassers.

1. Ueber den Gehalt des Zwetschenbranntweines an Blausäure und die Form, in der diese vorhanden ist.

Die Frage, ob der Zwetschenbranntwein Blausäure enthält oder nicht, ist bald bejahend, bald verneinend beantwortet worden. Die ersten hierher gehörenden Untersuchungen wurden von Joseph Boussingault[1]) ausgeführt. Er bestimmte die Blausäure durch Titriren mit Kupfersulfatlösung in ammoniakalischer Lösung nach dem von C. Mohr[2]) angegebenen Verfahren. Dieses Verfahren beruht auf der Thatsache, daß beim Zusammenbringen von Kupfersulfatlösung mit einer ammoniakalischen Blausäurelösung sich zunächst eine farblose Doppelverbindung $Cu(CN)_2 . 2CNNH_4$ bildet; erst wenn sämmtliche Blausäure in diese Doppelverbindung übergeführt ist, entsteht durch weiter zugesetzte Kupferlösung das tief blaue Kupferoxyd-Ammoniak. Die Endreaktion ist somit durch das Auftreten einer blauen Färbung bedingt; jeder bei der Titration verbrauchten Molekel Kupfersulfat entsprechen 4 Molekel Blausäure. Dem Verfahren haften zwei Mängel an: das Ammoniak kann zersetzend auf die Blausäure einwirken und die Endreaktion ist schwer zu erkennen, da das Auge für die blaue Farbe nur wenig empfindlich ist und diese erst bei einem erheblichen Ueberschusse an Kupfer erkennt. Boussingault verwandte eine Lösung von 23,09 g krystallisirtem Kupfersulfat $(CuSO_4 + 5H_2O)$ in 1 Liter Wasser, von der 1 ccm genau 0,01 g Blausäure anzeigt. Er prüfte Zwetschenbranntwein, der in Gegenwart der Zwetschenkerne vergohren war. Da die Probe durch das Lagern im Fasse gelb geworden war, destillirte er von 300 ccm Branntwein 200 ccm ab; das Destillat war farblos, hatte in hohem Grade das Aroma der Zwetschen, dagegen nicht den geringsten an Kirschbranntwein erinnernden Geruch. 100 ccm Destillat erforderten nach Zusatz von 10 ccm Ammoniak 0,4 ccm Kupferlösung, bis eine nicht mehr verschwindende deutliche Blaufärbung auftrat. 100 ccm destillirtes Wasser verbrauchten unter denselben Umständen ebenfalls 0,4 ccm Kupferlösung bis zur beständigen Blaufärbung; Boussingault schloß hieraus, daß der Zwetschenbranntwein, wenn auch die Frucht in Gegenwart der Kerne vergohren ist, frei von Blausäure ist. Dieses Ergebniß ist um so seltsamer, als Boussingault selbst beobachtete, daß die Zwetschensamen bei der Destillation mit Wasser ebensoviel und oft sogar mehr Blausäure liefern als die Kirschensamen. Auch in einem Mira-

---

[1]) Annal. chim. phys. [4]. 1866. **8**. 210.
[2]) Annal. Chem. Pharm. 1855. **94**. 198.

bellenbranntweine, der durch Vergähren des von sämmtlichen Kernen befreiten Fruchtfleisches dargestellt war, konnte Boussingault Blausäure nicht finden; er folgerte daraus, daß in dem Fruchtfleische der Pflaumen die Elemente der Blausäure fehlen. Es ist indessen festzustellen, daß das von Boussingault angewandte Verfahren zum Nachweise und zur Bestimmung kleiner Mengen Blausäure nur wenig geeignet ist.

G. Brigel[1]) giebt an, der Zwetschenbranntwein habe keinen „Steingeruch“, d. h. Geruch nach Blausäure, da vor der Gährung die Steine vollkommen entfernt würden; mit Guajaktinktur, die durch Blausäure und Kupferlösung blau gefärbt wird, gebe Zwetschenbranntwein nur eine ganz schwache Blaufärbung. Brigel bezweifelt die Gegenwart der Blausäure im Zwetschenbranntweine.

Boussingault[2]) theilt mit, daß sich Zwetschenbranntwein auf Zusatz von Guajaktinktur tiefblau färbte, Mirabellenbranntwein erst nach Verlauf von einigen Minuten; weiterhin führt er aus, daß sich die Zwetschenbranntweine mit Guajaktinktur im Allgemeinen nur langsam blaufärben. Dieses Verhalten deutet indessen nicht auf die Gegenwart von Blausäure hin, sondern Boussingault stellte fest, daß sich ganz schwache alkoholische Kupferacetatlösungen genau wie der Zwetschenbranntwein verhielten; letzterer würde hiernach frei von Blausäure sein.

J. Neßler[3]) beobachtete, daß bei zwei Zwetschenbranntweinproben auf Zusatz von Guajaktinktur sehr schwache Blaufärbung eintrat; eine Schlußfolgerung zog er hieraus nicht. J. Neßler und M. Barth[4]) beschäftigten sich zwar eingehend mit dem Blausäuregehalte des Kirschbranntweines, über den des Zwetschenbranntweines äußerten sie sich indessen nicht. M. Petrowitsch[5]) fand die vielfach verbreitete Meinung, daß in jedem Zwetschenbranntweine kleine Mengen Blausäure enthalten seien, nicht bestätigt; in den von ihm untersuchten Proben konnte er nicht einmal Spuren Blausäure nachweisen. Welcher Verfahren er sich hierbei bediente, ist nicht angegeben.

Im Gegensatze hierzu stellte V. Vedrödi[6]) den Satz auf, daß jeder echte Zwetschenbranntwein deutlich nachweisbare Mengen Blausäure enthalte; in dem Verdunstungsrückstande des Zwetschenbranntweines konnte er mit Silbernitrat sowohl direkt als auch nach dem Zusatze von Ammoniak und darauf folgendes Ansäuern mit Salpetersäure Blausäure nachweisen. Zwetschenbranntweine, die keine Blausäure enthalten, bezeichnet Vedrödi als Kunstprodukte. Auch M. Mansfeld[7]) wies im Zwetschenbranntweine Blausäure nach, er giebt aber nicht an, nach welchem Verfahren dies geschah. A. Riche[8]) thut bei seinen Untersuchungen von französischen Zwetschenbranntweinen eines etwaigen Blausäuregehaltes keine Erwähnung. Die Angaben, die sich in der Literatur über den Blausäuregehalt des Zwetschenbranntweines finden, sind hiernach sehr widersprechend.

Erst C. Amthor und J. Zink[9]) berücksichtigten bei ihren Untersuchungen den Um-

[1]) Neues Repert. f. Pharm. 1873. **22.** 297.

[2]) Compt. rend. 1874. **79.** 832.

[3]) Arch. Pharm. 1881. **219.** 170.

[4]) Ztschr. analyt. Chemie 1883. **22.** 33.

[5]) Ztschr. analyt. Chemie 1886. **25.** 195.

[6]) Ztschr. Nahr.-Unt., Hyg., Waarenkunde 1894. **8.** 189.

[7]) Ztschr. allgem. österr. Apoth.-Vereins 1895. **33.** 705; 1896. **34.** 717; Ztschr. Nahr.-Unt., Hyg., Waarenkunde 1895. **9.** 318; 1896 **10.** 321.

[8]) Journ. pharm. chim. [6]. 1895. **2.** 368.

[9]) Forschungsber. 1897. **4.** 362.

stand, daß in den Steinobstbranntweinen nur ein Theil der Blausäure in freiem Zustande, ein Theil aber an Benzaldehyd gebunden vorhanden ist. Sie fanden in allen von ihnen geprüften Steinobstbranntweinen (Zwetschenbranntwein, Mirabellen- und Schlehenbranntwein) Blausäure und zwar in folgenden Mengen:

Nr.	Bezeichnung der Branntweine	Gesammt-blausäure	Freie Blausäure	Gebundene Blausäure	Benzaldehyd-cyanhydrin	Von der gesammten Blausäure sind	
		Milligramm im Liter				Prozent	
						frei	gebunden
	Zwetschenbranntwein.						
1.	Elsaß-Lothringen, Metz	13,4	10,0	3,4	16,9	74,6	25,4
2.	„ Rufach . . .	33,2	13,4	19,8	97,4	40,4	59,6
3.	„ Zabern . . .	8,5	7,0	1,5	7,3	82,3	17,7
4.	„ Thann . . .	4,1	0	4,1	20,2	0	100
5.	„ Metz	7,0	—	—	—	—	—
6.	„ — 1894 . .	27,5	—	—	—	—	—
7.	„ Scharrburg 1892	22,5	—	—	—	—	—
8.	Baden, Achern 1892	1,5	—	—	—	—	—
	Mirabellenbranntwein.						
9.	Elsaß-Lothringen, Zabern . . .	22,4	10,0	12,4	61,2	44,6	55,4
10.	„ Lothringer 1894	42,5	—	—	—	—	—
11.	„ Barr 1893 . .	40,0	—	—	—	—	—
12.	Baden, 1892	13,7	7,4	6,3	30,9	54,1	45,9
	Schlehenbranntwein.						
13.	Elsaß-Lothringen, Rufach . . .	51,2	15,0	36,2	178,3	29,3	70,7

Von den 13 Pflaumenbranntweinen wurden 7 auf ihren Gehalt an freier und gebundener Blausäure geprüft. Sie enthielten sämmtlich gebundene Blausäure; freie Blausäure fehlte nur bei einer Probe.

Durch die im folgenden Abschnitte beschriebenen Versuche wird mit Sicherheit bewiesen, daß jeder echte Zwetschenbranntwein unter normalen Verhältnissen Blausäure enthalten muß. Die Blausäure ist indessen nur zum Theil in freiem Zustande im Zwetschenbranntweine enthalten, zum Theil aber in gebundenem Zustande, so daß sie die direkten Blausäurereaktionen, z. B. die Guajak-Kupferprobe und die Silbernitratprobe, nicht mehr giebt. Hier liegen demnach die Verhältnisse ebenso wie bei dem Kirschbranntweine[1]). Ein gewisser Unterschied besteht jedoch zwischen diesen beiden Branntweinarten. Nach den bis jetzt vorliegenden Untersuchungen enthält der Kirschbranntwein neben gebundener Blausäure in der Regel noch größere oder kleinere Mengen freier Blausäure; daher giebt der Kirschbranntwein fast stets mit Guajaktinktur und Kupferlösung die blaue Blausäurereaktion. Von den ziemlich zahlreichen Forschern, die sich mit der Untersuchung von Kirschbranntwein befaßt haben[2]), ist E. Schumacher-Kopp[3]) der einzige, der mittheilt, daß reine Kirschbranntweine diese Reaktion auf freie Blausäure mitunter nicht gäben.

Bei dem Zwetschenbranntweine scheinen die Verhältnisse etwas anders zu liegen. Hier

---

[1]) Arbeiten a. d. Kaiserl. Gesundheitsamte 1895. **11.** 359.
[2]) Eine Zusammenstellung findet sich in Arbeiten a. d. Kaiserl. Gesundheitsamte 1895. **11.** 350.
[3]) Chem.-Ztg. 1889. **13.** 466.

scheint das Fehlen der freien Blausäure die Regel zu sein, während das Vorhandensein der=
selben seltener zu beobachten ist; auch die beiden von dem Verfasser untersuchten Zwetschen=
branntweine enthielten nur gebundene Blausäure. Immerhin muß die Frage noch offen ge=
lassen werden, ob dieses Verhalten des Zwetschenbranntweines in der Natur der Sache begründet
ist, oder ob die bisherigen Beobachtungen auf einem Zufalle beruhen. Zur Zeit ist es nicht
möglich, einen Grund anzugeben, warum sich in dieser Hinsicht der Zwetschenbranntwein anders
verhalten soll als der Kirschbranntwein. Das Beobachtungsmaterial ist bis jetzt noch sehr
gering, doch wird sich die Frage bei weiterer Prüfung einer genügenden Zahl von Zwetschen=
branntweinproben leicht entscheiden lassen[1]). Die Prüfung auf freie Blausäure ist ungemein
einfach. Einige Kubikzentimeter des Branntweines werden in einem Probirröhrchen mit einigen
Tropfen Guajakharztinktur und einem Tropfen einer verdünnten Kupfersulfatlösung versetzt;
stülpt man das Probirröhrchen um, so färbt sich die Flüssigkeit bei Gegenwart von freier Blau=
säure mehr oder weniger stark blau. Die Guajakharztinktur wird durch Ausziehen von Guajak=
holzspänen mit starkem Alkohol erhalten; statt den Branntwein mit dieser Tinktur zu versetzen,
kann man auch einige Guajakholzspänchen unmittelbar in den Zwetschenbranntwein bringen,
dessen Alkohol eine genügende Menge Guajakharz auflöst.

Zum Nachweis der gebundenen Blausäure im Zwetschenbranntweine muß diese
zunächst aus ihrer Verbindung frei gemacht werden; dies geschieht zweckmäßig mit Natronlauge.
Einige Kubikzentimeter Zwetschenbranntwein werden in einem Probirröhrchen mit Natronlauge
stark alkalisch gemacht. Man läßt die Natronlauge 1 bis 2 Minuten einwirken, setzt dann
verdünnte Essigsäure bis zur schwach sauren Reaktion, hierauf einige Tropfen Guajak=
tinktur und einen Tropfen verdünnte Kupfersulfatlösung hinzu und stülpt das Probirröhrchen
um; enthält der Branntwein gebundene Blausäure, so färbt sich die Flüssigkeit blau. Enthält
ein Branntwein gleichzeitig freie und gebundene Blausäure, so führt man die Guajak=Kupfer=
proben mit und ohne vorherige Behandlung mit Natronlauge genau in der gleichen Weise
neben einander aus; die mit Natronlauge behandelte Probe giebt dann eine deutlich sichtbare
stärkere Reaktion. Ist, wie dies bei Kirschbranntwein vorkommt, soviel freie Blausäure vor=
handen, daß diese allein schon eine tief dunkle Blaufärbung giebt, so muß man den Brannt=
wein genügend verdünnen, um den Unterschied in der Stärke der Reaktionen deutlich hervor=
treten zu lassen.

Bei der Untersuchung des Kirschbranntweines[2]) wurde die Frage, mit welchem anderen
Bestandtheile des Branntweines die Blausäure verbunden sei, nicht experimentell beantwortet,
weil zu der Zeit, als man die Beobachtung machte, daß nur ein Theil der Blausäure frei,
ein anderer Theil aber in gebundenem Zustande vorhanden sei, keine hinreichende Menge des
ursprünglichen Kirschbranntweines mehr zur Verfügung stand; aus Analogieschlüssen, die sich
auf die in der Literatur vorliegenden Untersuchungen über Bittermandelwasser und Kirsch=
lorbeerwasser stützten, wurde indessen die begründete Vermuthung ausgesprochen, daß die Blau=
säure im Kirsch= und Zwetschenbranntweine mit dem in diesen Branntweinen enthaltenen Benz=

---

[1]) Die Ergebnisse der nach Abschluß dieser Arbeit erschienenen Abhandlung von Amthor und Zink sind
hierbei nicht berücksichtigt worden; aus ihnen geht hervor, daß auch der Zwetschenbranntwein öfter freie Blausäure
enthält.

[2]) Arbeiten a. d. Kaiserl. Gesundheitsamte 1895. **11.** 360.

aldehyd chemisch verbunden sei. Diese Vermuthung wurde bei dem Zwetschenbranntweine experimentell bestätigt.

Die Verbindung von Benzaldehyd und Blausäure, das Benzaldehydcyanhydrin, ist ein Oxynitril oder das Nitril einer Oxysäure, nämlich der Mandelsäure oder Phenylglykolsäure, und als solches gut charakterisirt. Von den Umwandlungen dieses Körpers, die im Stande sind, ein Licht auf seine Zusammensetzung und Konstitution zu werfen, sind folgende zu nennen:

1. Beim Behandeln mit starker Salzsäure wird das Benzaldehydcyanhydrin verseift, wobei Mandelsäure entsteht:

$$\underbrace{C_6H_5 \cdot CH < \genfrac{}{}{0pt}{}{OH}{CN}}_{\text{Benzaldehydcyanhydrin}} + 2H_2O + HCl = \underbrace{C_6H_5 \cdot CH < \genfrac{}{}{0pt}{}{OH}{COOH}}_{\text{Mandelsäure}} + NH_4Cl.$$

Als Zwischenprodukt entsteht hierbei Mandelsäureamid.

Diese Umwandlung, die für alle Cyanhydrine oder Oxynitrile charakteristisch ist, wurde bei dem Benzaldehydcyanhydrin bereits von F. L. Winckler[1] beobachtet und ihre Theorie von J. Liebig[2] richtig ausgelegt; sie dient gegenwärtig ganz allgemein zur Herstellung von Oxysäuren, insbesondere auch der Mandelsäure.

2. Durch Einwirkung von Zink und Salzsäure, d. h. von Wasserstoff im Entstehungszustande, wird nach Versuchen von M. Fileti[3] das Benzaldehydcyanhydrin zu Phenyläthylamin reduzirt:

$$C_6H_5 \cdot CH(OH) \cdot CN + 3H_2 = C_6H_5 \cdot CH_2 \cdot CH_2 \cdot NH_2 + HCl.$$

Das Phenyläthylamin ist eine bei 193° siedende Base, die in Wasser ziemlich, in Alkohol und Aether sehr leicht löslich ist und an der Luft Kohlensäure anzieht; ihr Chlorhydrat bildet glänzende, bei 217° C. schmelzende Nadeln.

3. Läßt man alkoholische Lösungen von Benzaldehydcyanhydrin und Ammoniak bei gewöhnlicher Temperatur auf einander einwirken, so wird nach F. Tiemann[4] ein Amidonitril, das Phenylamidoessigsäurenitril erhalten:

$$C_6H_5 \cdot CH(OH) \cdot CN + NH_3 = \underbrace{C_6H_5 \cdot CH(NH_2) \cdot CN}_{\text{Phenylamidoessigsäurenitril.}} + H_2O.$$

Dasselbe bildet ein gelbes, allmählich erstarrendes Oel, das durch Salzsäure zunächst in Phenylamidoessigsäureamid und schließlich in Phenylamidoessigsäure verwandelt wird. In gleicher Weise wirken auch substituirte Ammoniakbasen[5]. Auch diese Reaktion ist für alle Cyanhydrine charakteristisch.

4. Mit Hydroxylamin bilden nach F. Tiemann[6] die Nitrile Additionsprodukte, die

---

[1] Buchner's Repert. Pharm. **37.** 388; **39.** 167; Annal. Chem. Pharm. 1832. **4.** 242; 1836. **18.** 310.

[2] Annal. Chem. Pharm. 1836. **18.** 319.

[3] Ber. deutsch. chem. Gesellschaft 1879. **12.** 297; vergl. auch M. Fileti und Piccini, Gazz. chim. ital. 1879. **9.** 294; Ber. deutsch. chem. Gesellschaft 1879. **12.** 1700.

[4] Ber. deutsch. chem. Gesellschaft 1880. **13.** 393; F. Tiemann und L. Friedländer, ebd. 1881. **14.** 1967.

[5] F. Tiemann und K. Piest, Ber. deutsch. chem. Gesellschaft 1881. **14.** 1892; 1882; **15.** 2028; F. Tiemann und R. Stefan, ebd. 1882. **15.** 2034; F. Tiemann, ebd. 1882. **15.** 2039.

[6] Ber. deutsch. chem. Gesellschaft 1884. **17.** 126; Fr. Groß, ebd. 1885. **18.** 1074 und 2477.

als Amidoxime bezeichnet werden; aus dem Benzaldehydcyanhydrin entsteht dabei das Phenyl-oxäthenylamidoxim:

$$C_6H_5 \cdot CH(OH) \cdot CN + NH_2OH = C_6H_5 \cdot CH(OH) \cdot C \diagup^{NOH}_{\diagdown NH_2}.$$

Phenyloxäthenylamidoxim

Diese gut krystallisirende Verbindung hat saure und basische Eigenschaften und bildet mit Säuren und Basen Salze. Die Ausbeute bei der Darstellung betrug im günstigsten Falle nur 20 Prozent.

Da der Gehalt des Zwetschenbranntweines an Benzaldehydcyanhydrin nur gering und die Abscheidung dieses Körpers, bei welcher wegen der sonst eintretenden Zersetzung jedes Erwärmen vermieden werden muß, sehr zeitraubend ist, mußte man sich damit begnügen, nur eine der soeben mitgetheilten Reaktionen auszuführen. Man wählte als am einfachsten und sichersten zum Ziele führend die Umwandlung des Benzaldehydcyanhydrins in Mandelsäure und verfuhr dabei in folgender Weise:

30 Liter Zwetschenbranntwein, die man für diesen Zweck zurückgestellt hatte, wurden allmählich in einer großen Porzellanschale bei gewöhnlicher Temperatur verdunstet. Der zuletzt gewonnene Verdunstungsrückstand bestand aus Wasser, an dessen Oberfläche ein grünlichgelbes Oel schwamm. Man brachte den Rückstand in einen Scheidetrichter, spülte die Schale mit Aether aus und schüttelte die Flüssigkeit mehrmals mit Aether aus. Die ätherische Lösung wurde bei gewöhnlicher Temperatur verdunstet. Der Verdunstungsrückstand wurde in einem Kölbchen mit rauchender Salzsäure von der Dichte 1,19 versetzt und das Gemisch einen Tag stehen gelassen. Hierauf wurde Wasser hinzugegeben und 2 Stunden am Rückflußkühler erhitzt. Das Benzaldehydcyanhydrin wurde beim Stehen mit rauchender Salzsäure in Mandelsäure-amid und dieses beim Kochen mit Wasser in Mandelsäure übergeführt. Man unterwarf die Flüssigkeit der Destillation durch Einleiten von Wasserdampf, bis kein Fuselöl mehr überging, machte sie dann alkalisch, um etwa entstandene Ester der Mandelsäure mit den Alkoholen des Fuselöles zu verseifen, destillirte mit Wasserdampf weiter, säuerte hierauf mit verdünnter Schwefelsäure an und destillirte weiter, bis das Destillat keinen hervorstechenden Geruch mehr hatte; bei der Destillation gingen u. A. nicht unbeträchtliche Mengen Benzoësäure über. Den Destillationsrückstand führte man in eine Porzellanschale über, trocknete ihn dort völlig ein und erschöpfte die zurückbleibende Salzmasse mit Aether. Die ätherische Lösung wurde abge-dunstet, der Rückstand in Wasser gelöst, die wässerige Lösung mit wenig Thierkohle behandelt, alsdann eingedampft und der Rückstand mit kochendem Benzol aufgenommen. Beim Erkalten des Benzols schied sich die Mandelsäure als voluminöse Krystallmasse aus. Man saugte das Benzol ab, wusch die Krystalle mit kaltem Benzol, saugte dieses ab und trocknete die Krystalle im Exsikkator. Die Elementaranalyse hatte folgendes Ergebniß:

0,2362 g Mandelsäure gaben 0,5485 g Kohlensäure und 0,1074 g Wasser
0,2679 g   "   "   0,6229 g   "   0,1201 g   "
0,3261 g   "   "   0,7560 g   "   0,1513 g   "

	gefunden			berechnet für Mandelsäure
	I	II	III	($C_8H_8O_3$)
Prozente Kohlenstoffe . . .	63,33	63,41	63,22	63,16
Prozente Wasserstoff . . .	5,05	5,00	5,15	5,26

Der Schmelzpunkt der Mandelsäure lag bei 118° C. Die wässerige Lösung erwies sich als optisch unwirksam. Es lag somit inaktive oder Paramandelsäure vor. Die aus Amygdalin gewonnene aktive Mandelsäure ist linksdrehend und schmilzt bei 132,8° C.

Die Identität der gewonnenen Säure mit der Mandelsäure wurde weiter durch Titriren abgewogener Mengen derselben mit $^1/_{10}$=Normal=Natronlauge festgestellt. Als Indikator diente Phenolphtaleïn und die Titration wurde in der heißen Säurelösung ausgeführt; der Farben=umschlag war scharf und genau.

0,2363 g der Säure verbrauchten zur Sättigung 15,45 ccm $^1/_{10}$=Normal=Natronlauge; dieselbe Menge reine Mandelsäure verbraucht nach der Rechnung 15,55 ccm $^1/_{10}$=Normal=Natronlauge.

0,1973 g der Säure verbrauchten zur Sättigung 13,0 ccm $^1/_{10}$=Normal=Natronlauge; für dieselbe Menge reiner Mandelsäure berechnet man einen Verbrauch von 13,0 ccm $^1/_{10}$=Normal=Natronlauge.

Da bekannt ist, daß die Mandelsäure eine einbasische Säure ist, kann aus diesen Titrir=versuchen in folgender Weise das Molekulargewicht dieser Säure berechnet werden. Zur Sättigung von a Gramm der Säure seien b ccm $^1/_{10}$=Normal=Natronlauge erforderlich. Bei der Sättigung der Säure mit Natronlauge entsteht das neutrale Natriumsalz der Säure. Hierbei ist die in b ccm $^1/_{10}$=Normal=Natronlauge enthaltene Menge Natrium in die Säure eingetreten und dafür eine äquivalente Menge Wasserstoff ausgetreten. In b ccm $^1/_{10}$=Normal=

Natronlauge sind $\dfrac{\text{b} \times \text{ dem Atomgewicht des Natriums}}{10000} = \dfrac{\text{b} \cdot 23}{10000} = 0,0023$ b Gramm

Natrium enthalten; die äquivalente Menge Wasserstoff beträgt $\dfrac{\text{b} \times \text{ dem Atomgew. des Wasserstoffes}}{10000}$

$= \dfrac{\text{b} \cdot 1}{10000} = 0,0001$ b Gramm. Das Gewicht des bei der Sättigung von a Gramm der Säure mit Natronlauge entstehenden Natriumsalzes ist daher gleich $a + 0,0023$ b $- 0,0001$ b $= (a + 0,0022$ b$)$ Gramm. In dieser Menge Natriumsalz sind, wie vorher berechnet wurde, $0,0023$ b Gramm Natrium enthalten; das Gewicht des in dem Natriumsalze mit dem Natrium verbundenen Säurerestes beträgt hiernach $a + 0,0022$ b $- 0,0023$ b $= (a - 0,0001$ b$)$ Gramm. Nunmehr ist zu berechnen, wieviel von dem Säurereste mit einem Gramm=Atomgewichte, d. h. mit 23 g Natrium verbunden ist. Wenn mit $0,0023$ b Gramm Natrium $(a - 0,0001$ b$)$ Gramm Säurerest verbunden sind, so sind mit 23 g Natrium

$\dfrac{a - 0,0001\ \text{b}}{0,0023\ \text{b}} \cdot 23 = \dfrac{a - 0,0001\ \text{b}}{0,0001\ \text{b}} = \left(\dfrac{10\,000\ a}{\text{b}} - 1\right)$ Gramm des Säurerestes ver=

bunden. Die mit einem Atomgewichte Natrium verbundene Menge des Säurerestes stellt aber das Molekulargewicht des Säurerestes dar; dieses ist daher gleich $\dfrac{10\,000\ a}{\text{b}} - 1$. Aus dem Säurereste wird die Säure durch Hinzutreten von 1 Atom Wasserstoff gebildet. Dessen Atom=gewicht ist gleich 1. Das Molekulargewicht der freien Säure ist daher:

$$M = \frac{10000\ a}{\text{b}} - 1 + 1 = \frac{10000\ a}{\text{b}},$$

d. h. man erhält das Molekulargewicht einer einbasischen Säure durch Titration der Lösung einer abgewogenen Menge der Säure mit $^1/_{10}$=Normal=Alkali, indem man das Gewicht der angewandten Säuremenge mit 10000 multiplizirt und durch die Anzahl der zur Sättigung verbrauchten Kubikzentimeter $^1/_{10}$=Normal=Alkali dividirt.

Im vorliegenden Falle wurden folgende Zahlenergebnisse erhalten:

1. Angewandte Menge der Säure a = 0,2363 g; zur Sättigung verbraucht b = 15,45 ccm $^1/_{10}$-Normal-Alkali. Daher ist das Molekulargewicht der Säure:

$$M = \frac{10000 \cdot 0{,}2363}{15{,}45} = 152{,}9$$

2. Angewandte Menge der Säure a = 0,1973 g; zur Sättigung verbraucht b = 13,0 ccm $^1/_{10}$-Normal-Alkali. Daher ist das Molekulargewicht der Säure:

$$M = \frac{10000 \cdot 0{,}1973}{13{,}0} = 151{,}8.$$

Das berechnete Molekulargewicht der Mandelsäure ist:

$$C_6H_5\text{-}CH < \begin{matrix} OH \\ COOH \end{matrix} = C_8H_8O_3 = 152.$$

Bei der Besprechung des Kirschbranntweines waren noch zwei weitere Fragen zurückgestellt worden, die für die Untersuchung der aus Steinobst hergestellten Branntweine von Bedeutung sind: das Verhalten des Benzaldehydcyanhydrins beim Erhitzen und bei der Destillation, sowie die Verbindungsfähigkeit von Benzaldehyd und Blausäure in verdünnter Lösung bei Gegenwart von Alkohol. Beide Fragen wurden einer experimentellen Prüfung unterworfen.

1. Ueber das Verhalten des Benzaldehydcyanhydrins beim Erhitzen und bei der Destillation.

Völkel,[1] der im Jahre 1844 das Benzaldehydcyanhydrin durch Abdampfen von blausäurehaltigem Bittermandelöl mit Salzsäure unter 100° C. dargestellt hat, giebt an, daß es bei 170° in Benzaldehyd und Blausäure zerfalle. Nach F. Tiemann und L. Friedländer[2] zersetzt es sich bei starkem Erhitzen in seine Bestandtheile. Weitere Versuche sind in dieser Hinsicht mit reinem Benzaldehydcyanhydrin nicht ausgeführt worden. Dagegen liegen mehrere Beobachtungen über das Verhalten des Benzaldehydcyanhydrins im Bittermandelwasser vor. S. Feldhaus[3] stellte fest, daß bei der Einwirkung von Emulsin auf Amygdalin bei 0° fast keine freie Blausäure auftritt; es entsteht vielmehr unter diesen Umständen neben Traubenzucker fast reines Benzaldehydcyanhydrin. Läßt man dagegen Emulsin bei höherer Temperatur auf Amygdalin einwirken, so bildet sich um so mehr freie Blausäure, je höher die Temperatur ist; schon bei Zimmertemperatur entstehen merkbare Mengen Blausäure. Durch besondere Versuche stellte Feldhaus fest, daß beim Erhitzen des Bittermandelwassers ein theilweiser Zerfall des Benzaldehydcyanhydrins in Benzaldehyd und Blausäure stattfindet, so daß der Gehalt an direkt durch Silbernitrat fällbärer Blausäure erheblich steigt; besonders stark trat dies beim Erhitzen des Bittermandelwassers im zugeschmolzenen Rohre in Gegenwart von Silbernitrat auf 170 bis 180° C. ein. Andererseits giebt Feldhaus an, bei der Destillation des Bittermandelwassers bleibe der größte Theil des Benzaldehydcyanhydrins unverändert und nur ein Theil werde zersetzt. Den Anschauungen von Feldhaus schloß sich O. Linde[4] an. Später sprach E. Utescher[5] die Vermuthung aus, daß das Benzaldehydcyanhydrin bei der Destillation in Benzaldehyd und Blausäure zerlegt werde.

---

[1] Pogg. Annal. Phyf. Chemie 1844. **62**. 444; Annal. Chem. Pharm. 1844. **52**. 361.
[2] Ber. deutsch. chem. Gesellschaft 1881. **14**. 1967.
[3] Arch. Pharm. 1863. **164**. 33; Ztschr. analyt. Chemie 1864. **3**. 34.
[4] Pharm. Centralh. 1887. **28**. 355.
[5] Pharm. Post 1894. **27**. 321 und 437.

a) Verhalten des Benzaldehydcyanhydrins beim Erhitzen in stark verdünnter Lösung.

Verfahren zur Darstellung von Benzaldehydcyanhydrin sind von O. Müller,[1] Fr. Urech,[2] A. Spiegel,[3] F. Tiemann und L. Friedländer[4] sowie O. Linde[5] angegeben worden. Man wählte das letztere Verfahren. 30 g Benzaldehyd, den man durch fraktionirte Destillation im Wasserstoffstrome gereinigt hatte, wurden in 250 g Alkohol gelöst; man fügte eine Lösung von 20 g Cyankalium in 100 g Wasser hinzu und versetzte die Mischung allmählich unter fortwährendem Umschütteln und Abkühlen mit 200 g verdünnter Schwefelsäure (erhalten durch Mischen von 1 Gewichtstheil konzentrirter Schwefelsäure mit 5 Theilen Wasser). Nach Zusatz von Wasser wurde das Gemisch mit Aether ausgeschüttelt, der Aether verdunstet und das hinterbleibende schwachgelbe Oel behufs Entfernung der darin enthaltenen freien Blausäure mit kaltem Wasser gewaschen. Nach dem Trocknen des Oeles im Exsikkator wurde sein Gehalt an Blausäure bestimmt. Eine abgewogene Menge des Oeles wurde in Alkohol gelöst, die Lösung mit Wasser verdünnt, mit Silbernitratlösung, hierauf mit Ammoniak bis zur alkalischen Reaktion und nach dem Umschütteln sofort mit Salpetersäure bis zur sauren Reaktion versetzt. Die durch das Ammoniak aus dem Benzaldehydcyanhydrin frei gemachte Blausäure wird hierbei als Cyansilber gefällt. Letzteres wurde auf einem Filter von bekanntem kleinem Aschengehalte gesammelt, durch Glühen in metallisches Silber übergeführt und dieses gewogen. Hieraus läßt sich der Blausäuregehalt des Oeles berechnen; jedem Gramm Silber entsprechen 0,25 g Blausäure. In 2 Versuchen fand man den Blausäuregehalt des Oeles zu 17,4 und 17,7 %, im Mittel zu 17,55 %. Reines Benzaldehydcyanhydrin enthält 20,30 % Blausäure; hieraus berechnet man, daß das Oel nur 86,5 % Benzaldehydcyanhydrin und noch 13,5 % unveränderten Benzaldehyd enthielt. Für die beabsichtigten Versuche reichte dieses Gemisch aus.

Die Versuche, die ihrer geringeren Bedeutung wegen nur qualitative waren, wurden in zweierlei Art ausgeführt. Man bereitete eine Lösung, die 50 Volumprozent Alkohol und im Liter soviel Benzaldehydcyanhydrin enthielt, daß ihr Gehalt an gebundener Blausäure etwa 100 mg im Liter betrug. 100 ccm dieser Lösung, die mit Silbernitrat direkt nur eine schwache Trübung gab, wurden am Rückflußkühler eine Stunde im Wasserbade auf 60° C. erhitzt, alsdann sofort mit Silbernitratlösung versetzt, wobei ein starker Niederschlag von Cyansilber entstand. Das Filtrat von diesem Niederschlage, das überschüssiges Silbernitrat enthielt, wurde mit Ammoniak versetzt, dann sofort mit Salpetersäure übersättigt; es entstand ein sehr starker Niederschlag von Cyansilber. Derselbe Versuch wurde bei 100° C. ausgeführt, wobei die alkoholische Lösung in kochendes Wasser getaucht wurde. Mit Silbernitrat entstand ein sehr starker Niederschlag, in dem Filtrate nach der Behandlung mit Ammoniak ein erheblich schwächerer, aber immerhin noch reichlicher Niederschlag von Cyansilber. Als man die Benzaldehydcyanhydrinlösung $\frac{1}{4}$ Stunde am Rückflußkühler über freiem Feuer kochte, gab sie mit

---

[1] Ber. deutsch. chem. Gesellschaft 1871. **4**. 980.

[2] Annal. Chem. Pharm. 1892. **164**. 255.

[3] Ber. deutsch. chem. Gesellschaft 1881. **14**. 235.

[4] Ebd. 1881. **14**. 1967.

[5] Pharm. Centralh. 1887. **28**. 392. Neuerdings ist von C. Pape (Chem.-Ztg. 1896. **20**. 90) ein sehr bequemes Verfahren zur Darstellung von Benzaldehydcyanhydrin unter Zuhilfenahme der Bisulfitverbindung des Benzaldehyds beschrieben worden. Zur Zeit der Ausführung dieser Versuche war dieses Verfahren noch nicht veröffentlicht.

Silbernitrat direkt einen sehr starken Niederschlag, das Filtrat nach der Behandlung mit Ammoniak nur eine schwache Trübung von Cyansilber.

In einer anderen Versuchsreihe wurde die Benzaldehydcyanhydrinlösung mit überschüssigem Silbernitrat versetzt und beides zusammen eine Stunde auf 60° C. erhitzt. Es entstand ein Niederschlag von Cyansilber, der abfiltrirt wurde. Das Filtrat wurde eine Stunde auf 100° C. erhitzt, wobei abermals ein starker Niederschlag entstand. Ein Theil des Filtrates hiervon gab nach der Behandlung mit Ammoniak eine schwache weiße Trübung. Der übrige Theil des Filtrates wurde ¼ Stunde auf freiem Feuer am Rückflußkühler gekocht, wobei eine schwache Trübung eintrat; das Filtrat blieb auch nach der Behandlung mit Ammoniak klar.

Aus diesen Versuchen ergiebt sich, daß das Benzaldehydcyanhydrin in stark verdünnter Lösung beim Erhitzen sich allmählich in Benzaldehyd und freie Blausäure zersetzt; bei längerem Kochen ist die Zersetzung vollständig, bei niedrigeren Temperaturen eine theilweise.

b) Verhalten des Benzaldehydcyanhydrins in stark verdünnter Lösung bei der Destillation.

Die Versuche wurden in folgender Weise ausgeführt. Die Benzaldehydcyanhydrinlösung wurde zum Sieden erhitzt und die Dämpfe durch eine in eine feine Spitze auslaufende Glasröhre unmittelbar in eine Silbernitratlösung geleitet, die mit einer Spur Salpetersäure ganz schwach angesäuert war; das Kölbchen, in dem sich die Silbernitratlösung befand, stand mit einem Kühler in Verbindung, in dem die Dämpfe verdichtet wurden und als Flüssigkeit in eine Vorlage flossen.

Erster Versuch. 500 ccm einer Lösung von Benzaldehydcyanhydrin in Alkohol von 50 Volumprozent, die nach Ausweis der Analyse 50,3 mg Blausäure enthielten, wurden bis zur Hälfte destillirt und die Dämpfe in Silbernitratlösung geleitet. Es entstand ein weißer Niederschlag von Cyansilber, der auf einem Filter gesammelt und durch Glühen in metallisches Silber übergeführt wurde. Man fand 0,1988 g metallisches Silber, entsprechend 49,7 mg Blausäure. Das Filtrat von dem Cyansilberniederschlage gab nach der Behandlung mit Ammoniak keine Spur einer Trübung; auch in der Vorlage war Blausäure nicht nachweisbar.

Zweiter Versuch. Es wurden 1000 ccm Benzaldehydcyanhydrinlösung in 50 volumprozentigem Alkohol mit 100,6 mg Blausäure der Destillation unterworfen. Aus dem in der Silbernitratlösung entstandenen Niederschlage von Cyansilber wurden 0,3943 g metallisches Silber, entsprechend 98,6 mg Blausäure, gefunden. In dem Filtrate war gebundene Blausäure nicht enthalten, ebensowenig in der Vorlage.

Hiernach wird das Benzaldehydcyanhydrin bei der Destillation vollständig in Benzaldehyd und Blausäure zerlegt. Die kleinen Mengen Blausäure, die in den Destillaten zu wenig gefunden wurden, sind Versuchsfehlern zuzuschreiben; vielleicht hat auch eine geringe Zersetzung der Blausäure bei der Destillation stattgefunden. Unverändertes Benzaldehydcyanhydrin konnte auch nicht in Spuren im Destillate nachgewiesen werden.

In neuester Zeit wurde ein ähnlicher Versuch von P. Fromm[1]) ausgeführt. Er destillirte gepulverte bittere Mandeln im Dampfstrome und leitete die Dämpfe unmittelbar in Silbernitratlösung; auch hier fand sich im Destillate kein Benzaldehydcyanhydrin, sondern die gesammte Blausäure war in freiem Zustande darin enthalten.

---

[1]) Apoth.-Ztg. 1897. **12.** 254.

2. Ueber die Verbindungsfähigkeit von Benzaldehyd und Blausäure in stark verdünnter Lösung.

S. Feldhaus [1]) giebt an, Benzaldehyd und Blausäure wirkten in Lösung nicht auf einander ein; er theilt auch einen Versuch mit, wonach in einer wässerigen Lösung der beiden Körper nach 24=stündigem Stehen noch die gesammte Blausäure durch Silbernitratlösung direkt gefällt wurde, demnach keinerlei Bindung von Benzaldehyd und Blausäure stattgefunden hatte. Dieser Ansicht schloß sich O. Linde [2]) vorbehaltlos an.

E. Utescher [3]) war der erste, der experimentell nachwies, daß sich Benzaldehyd und Blausäure auch in verdünnter Lösung mit einander verbinden. Er versetzte z. B. ein Bitter= mandelwasser, das in 100 ccm 0,215 g Gesammtblausäure und 0,053 g freie Blausäure enthielt, mit 0,5 g Benzaldehyd, ließ die Mischung bei gewöhnlicher Temperatur stehen und bestimmte von Zeit zu Zeit den Gehalt an freier Blausäure. Er fand: nach 15 Stunden 0,026 g, nach 40 Stunden 0,0175 g, nach weiteren 5 Tagen nur noch 0,0065 g freie Blausäure in 100 ccm Bittermandelwasser. Weiter bereitete er eine verdünnte alkoholische Mischung, die in 100 ccm 0,2 g freie Blausäure und 1,2 g Benzaldehyd enthielt; nach 60=stündigem Stehen ent= hielt die Mischung 0,0845 g, nach 5 Tagen 0,0245 g, nach 10 Tagen nur noch 0,0137 g freie Blausäure in 100 ccm. C. Glücksmann [4]) stellte fest, daß die Blausäure im Entstehungs= zustande, z. B. wenn sie aus ihren Salzen durch stärkere Säuren frei gemacht wird, sich besonders rasch mit Benzaldehyd verbindet.

Bei den nachstehenden Versuchen wurden die Bedingungen so gestellt, wie sie bei dem Kirsch= und Zwetschenbranntweine in Wirklichkeit liegen. Der Gehalt der von dem Verfasser untersuchten Kirsch= und Zwetschenbranntweine an Blausäure und Benzaldehyd in freiem und gebundenem Zustande ergiebt sich aus der folgenden Zusammenstellung.

Die Branntweine enthalten Milligramm im Liter:	Kirschbrannt= wein I	Kirschbrannt= wein II	Kirschbrannt= wein Spätbrand	Zwetschen= branntwein	Zwetschen= branntwein Spätbrand
Freie Blausäure	51,4	19,6	69,8	0	0
Gebundene Blausäure . . .	2,84	1,17	32,4	31,8	26,3
Gesammtblausäure	7,98	3,13	102,2	31,8	26,3
Freien Benzaldehyd	13	4	20	28	33
Gebundenen Benzaldehyd . . .	112	46	127	125	104
Gesammt=Benzaldehyd . . .	125	50	147	153	137
Verhältniß von Blausäure zu Benzaldehyd wie 1 zu . . .	1,57	1,60	1,44	4,81	5,21

Im Hinblick auf das Verhältniß von Blausäure zu Benzaldehyd im Kirsch= und Zwetschen= branntweine wurden bei den nachstehenden Versuchen auf einen Gewichtstheil Blausäure in einer Versuchsreihe 1,5 Theile, in einer anderen fünf Gewichtstheile Benzaldehyd angewandt. Die absolute Menge der Blausäure wurde in Anlehnung an die thatsächlichen Verhältnisse in einer Versuchsreihe auf 30 mg, in einer zweiten auf 80 mg im Liter festgesetzt. Als Lösungsmittel wählte man reinen Weingeist von annähernd 40 Gewichtsprozent Alkohol. Weiter wurden die Versuche auf zweierlei Weise ausgeführt. Einmal wurden die Lösungen von Benzaldehyd und Blausäure einfach gemischt und stehen gelassen; in einer zweiten Versuchsreihe wurden die Mischungen destillirt und das Destillat stehen gelassen.

---

[1]) Arch. Pharm. 1863. **164**. 40; Ztschr. analyt. Chemie 1864. **3**. 38.
[2]) Pharm. Centralh. 1887. **28**. 569.
[3]) Pharm. Post 1894. **27**. 321 und 417.
[4]) Ebd. 1894. **27**. 390 und 573.

Die zu den Versuchen nothwendige verdünnte Blausäure wurde durch Destillation von Ferrocyankalium mit verdünnter Schwefelsäure hergestellt; ihr Gehalt an Blausäure wurde theils gewichtsanalytisch, theils nach dem Verfahren von J. Volhard[1]) durch Titriren mit Rhodankaliumlösung bestimmt. Die berechnete Menge Blausäure wurde in reinem Alkohol von 40 Gewichtsprozent zu einem halben Liter gelöst. Der Benzaldehyd wurde mit Sodalösung geschüttelt, durch Destillation im Wasserstoffstrome gereinigt und eine gewogene Menge in einer gemessenen Menge Alkohol von 40 Gewichtsprozent gelöst; diese Lösung wurde in jedem Falle bis zu dem jeweils gewünschten Grade mit demselben Alkohol verdünnt.

Die Bestimmung der freien Blausäure erfolgte bei den nachstehenden Versuchen nach dem Verfahren von J. Volhard[1]), das bereits von G. Gregor[2]) und C. Glücksmann[3]) bewährt befunden wurde, in folgender Ausführungsweise. 100 ccm der Lösung wurden in einem 150 ccm Kölbchen mit einer überschüssigen, gemessenen Menge $^1/_{100}$-Normal-Silbernitratlösung versetzt und nach Umschütteln mit destillirtem Wasser auf 150 ccm aufgefüllt. Nachdem der weiße Niederschlag von Cyansilber sich abgesetzt hatte, wurde die Flüssigkeit durch ein trockenes Filter filtrirt. 100 ccm des Filtrates wurden mit einer Lösung von Eisen-Ammoniakalaun und einigen Tropfen Salpetersäure, die von salpetriger Säure völlig frei war, versetzt und mit $^1/_{100}$-Normal-Rhodankaliumlösung das überschüssige Silbernitrat zurücktitrirt. Die Endreaktion ist sehr scharf und das Verfahren für die Bestimmung der Blausäure vorzüglich geeignet. Bemerkt sei noch, daß die in der ersten Spalte der folgenden Täfelchen angegebenen Untersuchungszeiten theilweise nur annähernd richtig sind, da es nicht immer möglich war, die in dem Versuchsplane vorgesehenen Zeitpunkte ganz genau einzuhalten.

a) Versuche über das Verbindungsvermögen von Benzaldehyd und Blausäure beim Mischen stark verdünnter Lösungen dieser Stoffe.

Die erforderlichen Mengen Benzaldehyd und Blausäure wurden in je einem halben Liter Alkohol von 40 Gewichtsprozent gelöst, die Lösungen in einem Kolben zusammengegossen, gründlich gemischt und bei Zimmertemperatur (im Sommer) stehen gelassen: von Zeit zu Zeit wurden Proben von je 100 ccm herausgenommen und auf ihren Gehalt an freier Blausäure geprüft.

α) Angewandt: 30,4 mg Blausäure und 45 mg Benzaldehyd in 1 Liter Lösung.

In diesem Falle reicht die Menge des Benzaldehydes nicht aus, um die gesammte Blausäure zu binden. Da das Benzaldehydcyanhydrin eine Verbindung gleicher Molekeln Benzaldehyd und Blausäure ist, so vermögen 106 Gewichtstheile Benzaldehyd theoretisch nur 27 Gewichtstheile Blausäure zu binden. Die in der Lösung vorhandenen 45 mg Benzaldehyd können daher im günstigsten Falle nur 11,5 mg Blausäure binden; 18,9 mg Blausäure blieben daher auch in dem Falle in freiem Zustande vorhanden, wenn die Verbindung der beiden Körper quantitativ verliefe. Bestimmt wurde in allen Fällen nur die freie Blausäure; da der Gesammtgehalt der Lösungen an Blausäure und Benzaldehyd bekannt ist, konnten alle übrigen Spalten der Täfelchen berechnet werden. Jedem Gewichtstheile gebundener Blausäure entsprechen nach der Formel 3,926 Gewichtstheile gebundenen Benzaldehydes und 4,926 Gewichtstheile Benzaldehydcyanhydrin.

---

[1]) Annal. Chem. Pharm. 1878. **190**. 47.
[2]) Zeitschr. analyt. Chemie 1894. **33**. 30.
[3]) Pharm. Post 1894. **27**. 217.

Zeit der Untersuchung nach dem Mischen	Freie Blausäure		Gebundene Blausäure		Freier Benzaldehyd		Gebundener Benzaldehyd		Benzaldehyd-cyanhydrin
	mg	Prozent der gesammten Blausäure	mg	Prozent der gesammten Blausäure	mg	Prozent des gesammten Benzaldehyds	mg	Prozent des gesammten Benzaldehyds	mg
Nach 2 Stunden	29,9	98,4	0,5	1,6	43,0	95,6	2,0	4,4	2,5
„ 5 „	28,2	92,8	2,2	7,2	36,4	80,9	8,6	19,1	10,8
„ 1 Tag	26,9	88,5	3,5	11,5	31,3	69,6	13,7	30,4	19,2
„ 2 Tagen	25,3	83,2	5,1	16,8	25,0	55,6	20,0	44,4	25,1
„ 4 „	24,5	80,6	5,9	19,4	21,8	48,4	23,2	51,6	29,1
„ 7 „	25,2	82,9	5,2	17,1	24,6	54,7	20,4	45,3	25,6
„ 10 „	23,5	77,3	6,9	22,7	17,9	39,8	27,1	60,2	34,0
„ 14 „	24,3	79,9	6,1	20,1	21,1	46,9	23,9	53,1	30,0

β) **Angewandt: 30,4 mg Blausäure und 150 mg Benzaldehyd in 1 Liter Lösung.**

Zeit der Untersuchung nach dem Mischen	Freie Blausäure		Gebundene Blausäure		Freier Benzaldehyd		Gebundener Benzaldehyd		Benzaldehyd-cyanhydrin
	mg	Prozent der gesammten Blausäure	mg	Prozent der gesammten Blausäure	mg	Prozent des gesammten Benzaldehyds	mg	Prozent des gesammten Benzaldehyds	mg
Nach 2 Stunden	26,9	88,4	3,5	11,6	136,3	90,9	13,7	9,1	17,2
„ 5 „	23,2	76,2	7,2	23,8	121,7	81,1	28,3	18,9	35,5
„ 1 Tag	19,9	65,6	10,5	34,4	108,8	72,5	41,2	27,5	51,7
„ 2 Tagen	12,6	41,3	17,8	58,7	80,1	53,4	69,9	46,6	87,7
„ 4 „	12,4	40,7	18,0	59,3	79,3	52,9	70,7	47,1	88,7
„ 7 „	8,6	28,4	21,8	71,6	64,4	42,9	85,6	57,1	107,4
„ 10 „	7,0	23,0	23,4	77,0	58,1	38,7	91,9	61,3	115,3
„ 14 „	8,2	26,9	22,2	73,1	62,8	41,9	87,2	58,1	109,4

γ) **Angewandt: 79,2 mg Blausäure und 120 mg Benzaldehyd in 1 Liter Lösung.**

Zeit der Untersuchung nach dem Mischen	Freie Blausäure		Gebundene Blausäure		Freier Benzaldehyd		Gebundener Benzaldehyd		Benzaldehyd-cyanhydrin
	mg	Prozent der gesammten Blausäure	mg	Prozent der gesammten Blausäure	mg	Prozent des gesammten Benzaldehyds	mg	Prozent des gesammten Benzaldehyds	mg
Nach 2 Stunden	77,4	97,7	1,8	2,3	114,9	95,7	5,1	4,3	6,9
„ 5 „	73,3	92,6	5,9	7,4	96,8	80,7	23,2	19,3	29,1
„ 1 Tag	68,8	86,9	10,4	13,1	79,4	66,0	40,8	34,0	51,2
„ 2 Tagen	67,1	84,7	12,1	15,3	72,5	60,4	47,5	39,6	59,6
„ 4 „	63,5	80,2	15,7	19,8	58,4	48,7	61,6	51,3	77,3
„ 7 „	65,4	82,6	13,8	17,4	65,8	54,8	54,2	45,2	68,0
„ 10 „	62,9	79,4	16,3	20,6	55,0	45,8	65,0	54,2	81,3
„ 14 „	63,4	80,1	15,8	19,9	58,0	48,3	62,0	51,7	77,8

δ) **Angewandt: 79,2 mg Blausäure und 400 mg Benzaldehyd in 1 Liter Lösung.**

Zeit der Untersuchung nach dem Mischen	Freie Blausäure		Gebundene Blausäure		Freier Benzaldehyd		Gebundener Benzaldehyd		Benzaldehydcyanhydrin
	mg	Prozent der gesammten Blausäure	mg	Prozent der gesammten Blausäure	mg	Prozent des gesammten Benzaldehyds	mg	Prozent des gesammten Benzaldehyds	mg
Nach 2 Stunden	73,1	92,3	6,1	7,7	376,1	94,0	23,9	6,0	30,0
„ 5 „	63,6	80,3	15,6	19,7	338,8	84,7	61,2	15,3	76,8
„ 1 Tag	49,5	62,5	29,7	37,5	283,4	70,8	116,6	29,2	146,3
„ 2 Tagen	27,8	35,1	51,4	64,9	198,2	49,5	201,8	50,5	253,2
„ 4 „	25,1	31,7	54,1	68,3	187,6	46,9	212,4	53,1	266,5
„ 7 „	17,7	22,3	61,5	77,7	158,6	39,6	241,4	60,4	302,9
„ 10 „	21,7	27,4	57,5	72,6	174,3	43,6	225,7	56,4	283,2
„ 14 „	15,6	19,7	63,6	80,3	150,3	37,6	249,7	62,4	313,3

b) Versuche über das Verbindungsvermögen von Benzaldehyd und Blausäure nach der Destillation von Mischungen dieser Stoffe in stark verdünnten Lösungen.

Die erforderlichen Lösungen von Benzaldehyd und Blausäure, sowie die Mischungen derselben wurden in gleicher Weise wie bei den vorhergehenden Versuchen hergestellt. Die Mischungen wurden alsbald der Destillation unterworfen, bis nur noch reines Wasser überging. Die Destillate wurden auf 15° C. abgekühlt und bei dieser Temperatur mit Wasser auf das ursprüngliche Volumen (1 Liter) aufgefüllt. Alsdann (etwa eine Stunde nach Beendigung der Destillation) wurde die erste Blausäurebestimmung ausgeführt.

α) **Angewandt: 30,4 mg Blausäure und 45 mg Benzaldehyd in 1 Liter Lösung.**

Zeit der Untersuchung nach Beendigung der Destillation	Freie Blausäure		Gebundene Blausäure		Freier Benzaldehyd		Gebundener Benzaldehyd		Benzaldehydcyanhydrin
	mg	Prozent der gesammten Blausäure	mg	Prozent der gesammten Blausäure	mg	Prozent des gesammten Benzaldehyds	mg	Prozent des gesammten Benzaldehyds	mg
Nach 1 Stunde	28,4	93,4	2,0	6,6	37,1	82,4	7,9	17,6	9,9
„ 5 Stunden	27,7	91,1	2,7	8,9	34,4	76,4	10,6	23,6	13,3
„ 1 Tag	26,9	88,5	3,5	11,5	31,3	69,6	13,7	30,4	17,2
„ 2 Tagen	25,9	85,2	4,5	14,8	27,3	60,7	17,7	39,3	22,2
„ 4 „	25,4	83,6	5,0	16,4	25,4	56,4	19,6	43,6	24,6
„ 7 „	25,2	82,9	5,2	17,1	24,6	54,9	20,4	45,1	25,6
„ 10 „	24,9	81,9	5,5	18,1	23,4	52,0	21,6	48,0	27,1
„ 14 „	25,3	83,2	5,1	16,8	25,0	55,6	20,0	44,4	25,1

β) **Angewandt: 30,4 mg Blausäure und 150 mg Benzaldehyd in 1 Liter Lösung.**

Zeit der Untersuchung nach Beendigung der Destillation	In einem Liter der Mischung waren enthalten:								
	Freie Blausäure		Gebundene Blausäure		Freier Benzaldehyd		Gebundener Benzaldehyd		Benzaldehydcyanhydrin
	mg	Prozent der gesammten Blausäure	mg	Prozent der gesammten Blausäure	mg	Prozent des gesammten Benzaldehyds	mg	Prozent des gesammten Benzaldehyds	mg
Nach 1 Stunde	21,3	70,1	9,1	29,9	114,3	76,2	35,7	23,8	44,8
„ 5 Stunden	19,2	63,2	11,2	36,8	106,0	70,7	44,0	29,3	55,2
„ 1 Tag	15,5	51,0	14,9	49,0	91,5	61,0	58,5	39,0	73,4
„ 2 Tagen	12,0	39,5	18,4	60,5	77,8	51,9	72,2	48,1	90,6
„ 4 „	7,1	23,4	23,3	76,6	58,5	39,0	91,5	61,0	114,8
„ 7 „	8,7	28,6	21,7	71,4	64,8	43,2	85,2	56,8	106,9
„ 10 „	9,2	30,3	21,2	69,7	66,8	44,5	83,2	55,5	104,4
„ 14 „	6,4	21,1	24,0	78,9	55,8	37,2	94,2	62,8	118,2

γ) **Angewandt: 79,2 mg Blausäure und 120 mg Benzaldehyd in 1 Liter Lösung.**

Zeit der Untersuchung nach Beendigung der Destillation	In einem Liter der Mischung waren enthalten:								
	Freie Blausäure		Gebundene Blausäure		Freier Benzaldehyd		Gebundener Benzaldehyd		Benzaldehydcyanhydrin
	mg	Prozent der gesammten Blausäure	mg	Prozent der gesammten Blausäure	mg	Prozent des gesammten Benzaldehyds	mg	Prozent des gesammten Benzaldehyds	mg
Nach 1 Stunde	75,5	95,3	3,7	4,7	105,5	85,5	14,5	12,1	18,2
„ 5 Stunden	74,1	93,6	5,1	6,4	100,0	80,0	20,0	16,7	25,1
„ 1 Tag	72,4	91,4	6,8	8,6	93,3	73,3	26,7	22,3	33,5
„ 2 Tagen	70,1	88,5	9,1	11,5	84,3	64,3	35,7	29,8	44,8
„ 4 „	68,9	86,9	10,3	13,1	79,6	59,6	40,4	33,7	50,7
„ 7 „	69,0	87,1	10,2	12,9	80,0	60,0	40,0	33,3	50,2
„ 10 „	68,3	86,2	10,9	13,8	77,2	57,2	42,8	35,7	53,7
„ 14 „	67,9	85,7	11,3	14,3	75,6	55,6	44,4	37,0	55,7

δ) **Angewandt: 79,2 mg Blausäure und 400 mg Benzaldehyd in 1 Liter Lösung.**

Zeit der Untersuchung nach Beendigung der Destillation	In einem Liter der Mischung waren enthalten:								
	Freie Blausäure		Gebundene Blausäure		Freier Benzaldehyd		Gebundener Benzaldehyd		Benzaldehydcyanhydrin
	mg	Prozent der gesammten Blausäure	mg	Prozent der gesammten Blausäure	mg	Prozent des gesammten Benzaldehyds	mg	Prozent des gesammten Benzaldehyds	mg
Nach 1 Stunde	59,7	75,4	19,5	24,6	323,4	80,8	76,6	19,2	96,1
„ 5 Stunden	51,2	64,6	28,0	35,4	290,1	72,5	109,9	27,5	137,9
„ 1 Tag	44,4	56,1	34,8	43,9	263,4	65,8	136,6	34,2	171,4
„ 2 Tagen	35,4	44,7	43,8	55,3	228,0	57,0	172,0	43,0	215,8
„ 4 „	30,7	38,8	48,5	61,2	209,6	52,4	190,4	47,6	238,9
„ 7 „	30,9	39,0	48,3	61,0	210,4	52,6	189,6	47,4	237,9
„ 10 „	22,5	28,4	56,7	71,6	177,4	44,3	222,6	55,7	279,3
„ 14 „	22,1	27,9	57,1	72,1	175,8	43,9	224,2	56,1	281,3

In dem folgenden Täfelchen sind die Hauptergebnisse der vorstehend mitgetheilten Versuche, nämlich die Mengen der in den einzelnen Fällen gebundenen Blausäure, nebeneinandergestellt.

Vergleichende Zusammenstellung der Ergebnisse der Versuche über die Verbindungsfähigkeit von Benzaldehyd und Blausäure in stark verdünnten Lösungen in Alkohol von 40 Gewichtsprozent.

Zeit der Untersuchung nach dem Mischen bezw. nach Beendigung der Destillation	In einem Liter der Mischungen war enthalten gebundene Blausäure in Prozenten der gesammten Blausäure bei Verwendung von:							
	30,4 mg Blausäure und 45 mg Benzaldehyd		30,4 mg Blausäure und 150 mg Benzaldehyd		79,2 mg Blausäure und 120 mg Benzaldehyd		79,2 mg Blausäure und 400 mg Benzaldehyd	
	Nach dem Mischen	Nach der Destillation	Nach dem Mischen	Nach der Destillation	Nach dem Mischen	Nach der Destillation	Nach dem Mischer	Nach der Destillation
Nach 1 bezw. 2 Stunden	1,6	6,6	11,6	29,9	2,3	4,7	7,7	24,6
„ 5 Stunden	7,2	8,9	23,8	36,8	7,4	6,4	19,7	35,4
„ 1 Tag	11,5	11,5	34,4	49,0	13,1	8,6	37,5	43,9
„ 2 Tagen	16,8	14,8	58,7	60,5	15,3	11,5	64,9	55,3
„ 4 „	19,4	16,4	59,3	76,6	19,8	13,1	68,3	61,2
„ 7 „	17,1	17,1	71,6	71,4	17,4	12,9	77,7	61,0
„ 10 „	22,7	18,1	77,0	69,7	20,6	13,8	72,8	71,6
„ 14 „	20,1	16,8	73,1	78,9	19,9	14,3	80,3	72,1

Aus diesen Versuchen ergiebt sich, daß Benzaldehyd und Blausäure beim Zusammentreffen auch in stark verdünnter Lösung sich mit einander verbinden. Die Verbindung vollzieht sich langsam und allmählich und scheint nach etwa einer Woche einen sich nicht mehr verändernden Höchstwerth zu erreichen; sie ist um so vollkommener, je mehr Benzaldehyd vorhanden ist. Aber selbst bei einem erheblichen Ueberschusse an Benzaldehyd wird nicht die gesammte Blausäure gebunden; es scheint sich vielmehr ein Gleichgewichtszustand herzustellen, bei dem neben Benzaldehydcyanhydrin noch gewisse Mengen Benzaldehyd und Blausäure in freiem Zustande in der Lösung bestehen.

Neuerdings ist das Verhalten des Benzaldehydes und der Blausäure zu einander von P. Fromm[1]) für die Konzentrationen studirt worden, die bei dem offizinellen Bittermandelwasser in Frage kommen. Er destillirte einerseits bittere Mandeln und mischte andererseits verdünnte Lösungen von Benzaldehyd und Blausäure und bestimmte in beiden Fällen von Zeit zu Zeit den Gehalt der Flüssigkeiten an freier Blausäure. Das Ergebniß der Versuche entsprach vollständig den hier mitgetheilten. Fromm glaubte festgestellt zu haben, daß unter den Verhältnissen, wie sie bei dem Bittermandelwasser liegen, der überhaupt erreichbare Höchstwerth des Bindungsvermögens von Benzaldehyd und Blausäure erzielt werde, wenn auf ein Gewichtstheil Blausäure 7 Gewichtstheile Benzaldehyd kommen; ein weiterer Zusatz von Benzaldehyd sollte keine fernere Bindung von Blausäure mehr bewirken. Als diesen Höchstwerth fand Fromm 97,2 % gebundene Blausäure neben 2,8 % freier Blausäure. Nach einigen Versuchen von W. Schieber[2]) scheint sich dieses Ergebniß Fromm's nicht zu bestätigen.

<hr>

[1]) Apoth.-Ztg. 1897. **12**. 254.
[2]) Zeitschr. allgem. österr. Apoth.-Ver. 1897. **35**. 522.

Die Versuche über das Verhalten des Benzaldehydcyanhydrins bei der Destillation und über das Verbindungsvermögen von Benzaldehyd und Blausäure in verdünnten Lösungen lassen interessante Schlußfolgerungen auf das Verhältniß dieser beiden Stoffe im Kirsch= und Zwetschenbranntweine zu. Die genannten Branntweine verdanken ihren Gehalt an Benzaldehyd und Blausäure ohne Zweifel der Gegenwart von Amygdalin in den Samen und wahrscheinlich auch im Fruchtfleische dieser Steinobstsorten. Das Glykosid Amygdalin zerfällt bei der Gährung der Kirsch= und Zwetschenmaischen in seine Bestandtheile, Dextrose und Benzaldehydcyanhydrin; letzteres ist nach den Versuchen von S. Feldhaus[1]) und O. Linde[2]) nur in geringem Maaße in Benzaldehyd und freie Blausäure gespalten. Wird die vergohrene Maische ab= destillirt, so zerfällt das .Benzaldehydcyanhydrin beim Verdampfen in Benzaldehyd und freie Blausäure, die sich im Destillate allmählich wieder zum Theil mit einander verbinden; nach den vorher mitgetheilten Versuchen wird die Verbindung dieser beiden Stoffe etwa nach einer Woche ihren Höchstwerth erreicht haben.

Würde die Fruchtmaische soweit abdestillirt, daß der gesammte Benzaldehyd und die gesammte Blausäure in das Destillat gelangten, und würden diese Verbindungen keinerlei chemische Veränderungen erleiden, so müßten die Steinobstbranntweine stets Benzaldehyd und Blausäure in molekularer Menge enthalten. In Wirklichkeit trifft dies nicht zu. Die Blausäure ist ein leicht flüchtiger Körper, der bei der häufig recht mangelhaften Kühlung des Destillates sich in nicht unbeträchtlicher Menge verflüchtigen kann; in besonders hohem Maße wird dies eintreten, wenn die dicke Maische bis nahe zum Beginne des Siedens ohne aufgesetzten Helm mit Holzkrücken umgerührt wird. Der Benzaldehyd andererseits ist schwer flüchtig, so daß bei der gewöhnlich üblichen Art der Destillation ein Theil desselben im Rückstande bleibt; würde man so lange destilliren, bis der gesammte Benzaldehyd übergegegangen wäre, so würde das Destillat zu verdünnt. Findet eine Läuterung des Branntweines, d. h. eine Konzentration des Alkohols durch nochmalige Destillation statt, so ist auch hiermit wieder ein Verlust an Benzaldehyd verknüpft.

Benzaldehyd und Blausäure sind beide chemisch leicht veränderliche Körper. Der Benzaldehyd geht ziemlich rasch an der Luft durch Aufnahme von Sauerstoff in Benzoësäure über, die sich ihrerseits wieder mit den Alkoholen zu Estern verbindet. Die Verhältnisse bei den Obst= Maischen und =Branntweinen sind die gleichen; im Kirsch= und Zwetschenbranntweine wurden sowohl freie Benzoësäure als auch ganz besonders Benzoësäure=Ester gefunden. Die Zersetzlich= keit der Blausäure ist ebenfalls bekannt; unter Aufnahme der Elemente des Wassers geht sie in ameisensaures Ammonium über:

$$HCN + 2\,H_2O = HCOONH_4$$

Ameisensäure und Ammoniak wurden im Kirsch= und Zwetschenbranntweine ermittelt. Damit soll indessen nicht gesagt sein, daß der gesammte Gehalt dieser Branntweine an Ameisen= säure und Ammoniak aus der Blausäure entstanden sei; dies ist im Gegentheil sehr unwahr= scheinlich, denn diese beiden Verbindungen finden sich auch in zahlreichen anderen Branntweinen, die frei von Blausäure sind.

Während Benzaldehyd und Blausäure in freiem Zustande sehr unbeständig sind, ist ihre Verbindung, das Benzaldehydcyanhydrin, erheblich beständiger, sofern man von dem stark

<hr>

[1]) Arch. Pharm. 1863. **164**. 33; Zeitschr. analyt. Chemie 1864. **3**. 34.
[2]) Pharm. Centralh. 1887. **28**. 355.

zerſetzenden Einfluſſe der Erwärmung abſieht. Bei den Verſuchen mit dem Benzaldehydcyan=
hydrin konnte man beobachten, daß dieſe Verbindung ſich ſowohl in reinem Zuſtande als auch
in konzentrirter oder verdünnter Löſung lange ohne Zerſetzung hielt. Dieſem Umſtande iſt es
wohl zu verdanken, daß ſelbſt in alten Steinobſtbranntweinen noch kleine Mengen Blauſäure
in gebundenem Zuſtande nachzuweiſen ſind. Die freie Blauſäure wird allmählich zerſetzt,
während die gebundene Blauſäure viel länger beſtändig bleibt.

Außer mit dem Benzahldehyd vermag ſich die Blauſäure auch mit allen übrigen Alde=
hyden und Ketonen zu Cyanhydrinen zu verbinden. Von dieſen kommt für die bei den
Branntweinen vorliegenden Verhältniſſe nur noch der Acetaldehyd in Betracht. Daß dieſer
Körper bei der Bindung der Blauſäure in den Steinobſtbranntweinen eine Rolle zu ſpielen
im Stande iſt, lehrt folgende Beobachtung. Als man einen Reſt eines Kirſchbranntwein=Vorlaufes,
der längere Zeit ſtand und neben Alkohol und Eſſigäther größere Mengen Blauſäure und Acetaldehyd,
aber keine Spur Benzaldehyd enthielt, prüfte, wurde feſtgeſtellt, daß die Blauſäure zu einem be=
trächtlichen Theil in gebundenem Zuſtande vorhanden war. Nach Lage der Verhältniſſe konnte ſich die
Blauſäure nur mit dem Acetaldehyd verbunden haben zu Acetaldehydcyanhydrin oder Milchſäurenitril:

$$CH_3 - CHO + HCN = CH_3 - CH < {OH \atop CN}.$$

Die Exiſtenz dieſer Verbindung wurde zuerſt von J. Wislicenns [1] vermuthet, der
durch Einwirkung von Salzſäure auf ein Gemiſch von Acetaldehyd und Blauſäure die Gährungs=
milchſäure erhielt. M. Simpſon und A. Gautier [2] ſtellten ſie durch Einwirkung von waſſer=
freier Blauſäure auf Acetaldehyd dar; ſie iſt eine farbloſe ölige Flüſſigkeit von bitterem,
ſcharfem Geſchmack und an die beiden Beſtandtheile erinnendem Geruch. Bei — 21⁰ wird ſie
ſyrupsdick. Sie ſiedet bei 182 bis 184⁰, beginnt aber ſchon vorher ſich in ihre Komponenten
zu zerſetzen, die ſich im Deſtillate beim Stehen wieder vereinigen.

Zur Identifizirung des Acetaldehydcyanhydrins wurde der Vorlauf am Rückflußkühler
mit Salzſäure gekocht und dann deſtillirt. Der von Aldehyd, Alkohol und Eſſigäther freie
Deſtillationsrückſtand wurde eingeengt, mit Aether ausgeſchüttelt und der Aether verdunſtet.
Wenn wirklich Acetaldehydcyanhydrin vorlag, mußte es durch die Salzſäure in Aethyliden=
milchſäure übergeführt werden und dieſe ſich in dem ätheriſchen Auszuge finden. Da nur kleine
Mengen dieſer Säure vorhanden ſein konnten und der Nachweis in der Form des Zinkſalzes
daher nur wenig Ausſicht auf Erfolg bot, wurde ſie nach dem Verfahren von W. Windiſch [3]
nachgewieſen. Dasſelbe beruht darauf, daß beim Erhitzen der Gährungsmilchſäure mit ſchwachen
Oxydationsmitteln Acetaldehyd abgeſpalten wird, der leicht zu erkennen iſt. Man löſte den
Aetherrückſtand in wenig Waſſer, ſetzte eine ſtark verdünnte Löſung von Kaliumbichromat und
einen Tropfen Schwefelſäure hinzu und deſtillirte. Im Deſtillate konnte mit alkaliſcher Kalium=
Queckſilberjodidlöſung Aldehyd deutlich nachgewieſen werden, womit die Anweſenheit von
Acetaldehydcyanhydrin in dem Vorlaufe erwieſen iſt.

2. Unterſuchungen über die Vergährung der Pflaumenarten.

Ueber die Vergährung der Pflaumenarten, insbeſondere der Zwetſchen, liegen bisher nur
die wenigen Unterſuchungen von J. Bouſſingault (S. 15) vor, die nur einen beſchränkten

[1] Annal. Chem. Pharm. 1863. **128.** 4.
[2] Bull. soc. chim. [2]. 1867. **8.** 279: Compt. rend. 1867. **65.** 414.
[3] Ztſchr. f. Spiritusinduſtrie [2]. 1887. **10.** 88.

Einblick in die dabei obwaltenden Verhältnisse gestatten. Es wurden daher Gährversuche mit einer Reihe von Pflaumenarten ausgeführt und sowohl die unvergohrenen als auch die vergohrenen Pflaumensäfte einer eingehenden chemischen Prüfung unterzogen. Da man hierbei gleichzeitig die Quelle der Blausäure des Zwetschenbranntweines feststellen wollte, überließ man die Pflaumen unter drei verschiedenen Bedingungen der Gähruug, einmal ohne Steine, dann mit den unverletzten Steinen und schließlich mit den zerstoßenen Steinen. Man verfuhr dabei folgendermaßen: Die zur Untersuchung bestimmten Früchte wurden in vier Theile getheilt und jeder Theil für sich mit der Hand entsteint und die Steine verwahrt. Einen Theil der entsteinten Früchte zerstampfte man in einem Mörser und brachte das zerstampfte Fruchtfleisch in eine Glasflasche; es wurde dafür Sorge getragen, daß nicht ein Stein in die Maische gelangte. Einen anderen Theil der entsteinten Früchte behandelte man gerade so, fügte aber sämmtliche zu den Früchten gehörigen unverletzten Steine hinzu und mischte beides gut durch einander. Auch bei dem dritten Theile der Früchte wurde das entsteinte Fruchtfleisch zerstampft; alsdann zerdrückte man in einem eisernen Mörser sämmtliche zu diesem Theile der Früchte gehörigen Pflaumensteine und fügte die zerstoßene Masse zu dem zerstampften Fruchtfleische. Die dicken Maischen wurden in geräumige Glasflaschen gebracht und dort der Selbstgährung überlassen. Bei den ersten Gährversuchen verschloß man die Gährflaschen mit einem durchbohrten Korkstopfen, durch den eine zweimal rechtwinklig gebogene Glasröhre führte; das abwärts gerichtete Ende der Glasröhre wurde in Wasser getaucht. Durch die Glasröhre konnte zwar die bei der Gährung entstehende Kohlensäure entweichen, der Zutritt der Luft zu der gährenden Maische wurde aber vollständig verhindert. Später gab man diese Versuchsanordnung auf und versah die durchbohrten Stopfen nur mit einer engen Glasröhre von 40 cm Länge, so daß die gährende Maische mit der Luft in Verbindung stand. Hierfür war die Ueberlegung maßgebend, daß die Vergährung der Zwetschenmaischen bei der Herstellung des Zwetschenbranntweines niemals unter Luftabschluß, meist vielmehr sogar bei ganz unbeschränktem Luftzutritt stattfindet; da die Gegenwart von Sauerstoff von größter Bedeutung für den Verlauf der Gährung und die Zusammensetzung der vergohrenen Maische ist, und um die im Kleinen angestellten Versuche den Gährungen in der Praxis möglichst anzupassen, wurde ein beschränkter Luftzutritt zu der gährenden Maische für zweckmäßig und nothwendig erachtet. Die Gährung trat in allen Fällen bald ein; der Inhalt der Flaschen wurde täglich mehrmals umgeschüttelt. Nachdem die Gährung der Hauptsache nach beendet und die Kohlensäureentwickelung nur noch gering war, wurden die Flaschen fest verschlossen und einer mehrwöchigen Nachgährung überlassen, wobei man alle drei Tage den Stopfen lüftete.

Da es kaum möglich erschien, die Trester der Pflaumenmaischen vollständig auszulaugen, begnügte man sich mit der Untersuchung der aus den vergohrenen Maischen gewonnenen klaren Säfte; man preßte die Maischen durch Filtrirtücher und filtrirte den Saft durch Filtrirpapier. In gleicher Weise behandelte man auch das frische zerstampfte Fruchtfleich zur Gewinnung eines klaren unvergohrenen Pflaumensaftes. In den klaren Säften bestimmte man die Dichte bei 15° C., den Extraktgehalt, den reduzirenden Zucker, bei den unvergohrenen Pflaumensäften auch den nach der Inversion reduzirenden Zucker, die Mineralbestandtheile, die Gesammtsäure, in den vergohrenen Säften ferner die flüchtigen Säuren, die nichtflüchtigen Säuren, die flüchtigen Ester, den Alkohol und die Blausäure; ferner stellte man den Gehalt der Pflaumen an Pflaumensteinen fest. Man bediente sich dabei folgender Verfahren:

6*

1. Bestimmung des Gehaltes der Pflaumenarten an Pflaumensteinen. Eine gewogene Menge Pflaumen wurde entsteint, die Steine, wenn nöthig durch vorsichtiges Bürsten, von Fruchtfleisch völlig befreit, an der Luft oberflächlich getrocknet und gewogen.

2. Die Bestimmung der Dichte der Pflaumensäfte erfolgte mit Hülfe des Dichtefläschchens (Pyknometers) bei 15° C.

3. Bestimmung des Extraktgehaltes. a) Direkt. Von den unvergohrenen Säften wurden 10 ccm, von den vergohrenen Säften 25 ccm in einer flachen Platinschale, wie sie für die Extraktbestimmung im Weine vorgeschrieben ist [1]), auf dem Wasserbade eingedampft, dann in einem Zellentrockenschranke 2½ Stunden auf 100° C. erhitzt und der Rückstand gewogen.

b) Indirekt aus der Dichte. Bei der Ermittelung des Extraktgehaltes aus der Dichte bei 15° C. bediente man sich der Extrakttafel des Verfassers [2]). Bei den unvergohrenen Säften wurde der der Dichte bei 15° C. entsprechende Extraktgehalt unmittelbar der Extrakttafel entnommen. Bei den vergohrenen, alkoholhaltigen Säften wurde die Dichte der entgeisteten, auf den ursprünglichen Raum wieder aufgefüllten Flüssigkeit nach der Formel von Tabarié [1]) berechnet. Sie lautet:

$$d_e = 1 + d_u - d_a.$$

Darin bedeutet:

d_u die Dichte der ursprünglichen, alkoholhaltigen Flüssigkeit bei 15° C., bezogen auf Wasser von 15° C.,

d_a die Dichte des alkoholischen, auf den ursprünglichen Raum aufgefüllten Destillates der Flüssigkeit bei 15° C., bezogen auf Wasser von 15° C.,

d_e die Dichte der entgeisteten, auf den ursprünglichen Raum wieder aufgefüllten Flüssigkeit bei 15° C., bezogen auf Wasser von 15° C.

Der zu dem berechneten Werthe von d_e gehörige Extraktgehalt wurde der Extrakttafel entnommen.

4. Die Bestimmung des reduzirenden Zuckers erfolgte bei den unvergohrenen Säften nach geeigneter Verdünnung gewichtsanalytisch mit Fehling'scher Lösung nach dem von Meißl angegebenen Verfahren; der reduzirende Zucker wurde als Invertzucker berechnet:

5. Bestimmung des nach der Inversion reduzirenden Zuckers. 100 ccm der soweit verdünnten unvergohrenen Säfte, daß sie nicht mehr als 1 % Zucker enthielten, wurden mit 2 ccm konzentrirter Salzsäure ½ Stunde im kochenden Wasserbade erhitzt und alsdann der reduzirende Zucker gewichtsanalytisch mit Fehling'scher Lösung bestimmt; der Zucker wurde als Invertzucker berechnet. Von dem gesammten nach der Inversion reduzirenden Zucker wurde der direkt reduzirende Zucker abgezogen und der Unterschied durch Multiplikation mit 0,95 auf Rohrzucker umgerechnet. Die vergohrenen Säfte wurden nicht auf Rohrzucker geprüft, da dieser durch das Invertin der Hefe invertirt wird.

6. Bestimmung des zuckerfreien Extraktes. Von dem Gesammtextraktgehalte

---

[1]) Karl Windisch, Die chemische Untersuchung und Beurtheilung des Weines. Berlin 1896 bei Julius Springer. S. 56.

[2]) Karl Windisch, Tafel zur Ermittelung des Zuckergehaltes wässeriger Zuckerlösungen aus der Dichte bei 15° C. Zugleich Extrakttafel für die Untersuchung von Bier, Süßweinen, Likören, Fruchtsäften usw. Berlin 1896 bei Julius Springer.

wurden der Invertzucker und der Rohrzucker abgezogen; man benutzte hierbei den durch Ein=
dampfen der Säfte gewonnenen Extraktwerth.

7. **Bestimmung der Mineralbestandtheile.** Der gewogene Extrakt wurde mit
kleiner Flamme verkohlt, die Kohle mit heißem Wasser ausgelaugt, getrocknet, verbrannt, zu
der Asche der wässerige Kohlenauszug gefügt, die Flüssigkeit auf dem Wasserbade abgedampft,
der Rückstand schwach geglüht und gewogen.

8. **Bestimmung der Gesammtsäure.** 25 ccm der Säfte wurden bis nahe zum
Sieden erhitzt und mit $^1/_4$=Normal=Natronlauge heiß titrirt; zur Erkennung des Sättigungs=
punktes wurde violettes, sehr empfindliches Lackmuspapier verwendet. Die Gesammtsäure wurde
auf Aepfelsäure ($C_4 H_6 O_5$) berechnet.

9. **Bestimmung der flüchtigen Säuren, der flüchtigen Ester und des
Alkohols.** Von 250 ccm der vergohrenen Säfte wurden etwa 100 bis 150 ccm abdestillirt;
das Destillat enthielt den gesammten Alkohol, die gesammten flüchtigen Ester und einen Theil
der flüchtigen Säuren. Man wechselte dann die Vorlage, trieb den Rest der flüchtigen Säuren
mit Wasserdämpfen über und titrirte diese im Destillate mit $^1/_{10}$=Normal=Alkalilauge. Das erste
Destillat wurde ebenfalls mit $^1/_{10}$=Normal=Alkalilauge titrirt, hierauf in einem Kolben aus
Jenaer Glas mit einer gemessenen, überschüssigen Menge $^1/_{10}$=Normal=Alkalilauge am Rück=
flußkühler gekocht, wodurch die flüchtigen Ester verseift wurden. Nach dem Erkalten wurde die
Flüssigkeit mit $^1/_{10}$=Normal=Schwefelsäure übersättigt und der Ueberschuß an Schwefelsäure mit
$^1/_{10}$=Normal=Alkalilauge zurücktitrirt. Die beim Erhitzen der neutralen Flüssigkeit mit der Lauge
verbrauchte Menge Alkali wurde durch das Verseifen der Ester an deren Säuren gebunden.
Die flüchtigen Fettsäuren wurden durch Multiplikation der zur Sättigung gebrauchten Anzahl
Kubikzentimeter $^1/_{10}$=Normal=Alkalilauge mit 0,006 auf Essigsäure, die flüchtigen Ester durch
Multiplikation der zum Verseifen gebrauchten Anzahl Kubikzentimeter $^1/_{10}$=Normal=Alkalilauge
mit 0,0088 auf Essigsäure=Aethylester berechnet. Als Indikator diente hierbei stets Phenolphtaleïn.

Die zuletzt erhaltene neutrale Flüssigkeit wurde destillirt und das Destillat, das den
gesammten Alkohol der vergohrenen Säfte enthielt, auf 250 ccm aufgefüllt. Man bestimmte
die Dichte des Destillates bei 15° C. und entnahm den zugehörigen Alkoholgehalt aus der
Alkoholtafel des Verfassers. Da die unvergohrenen Pflaumensäfte frei von Alkohol sind und
bestimmbare Mengen flüchtiger Säuren und flüchtiger Ester nicht enthalten, wurden diese Stoffe
nur in den vergohrenen Säften bestimmt.

Da die kombinirte Bestimmung der flüchtigen Säuren, der flüchtigen Ester und des
Alkohols bisher nur selten ausgeführt worden ist, möge ein Beispiel die Ausführung
des Verfahrens erläutern. Von 250 ccm vergohrenem Pflaumensafte wurden etwa 100 ccm
abdestillirt, hierauf die Vorlage gewechselt und der Rest der flüchtigen Säuren mit Wasserdampf
völlig übergetrieben. Zur Sättigung des ersten Destillates waren 32,7 ccm, zur Sättigung
des zweiten Destillates 52,7 ccm $^1/_{10}$=Normal=Alkalilauge erforderlich. Das neutralisirte erste
Destillat wurde mit 50 ccm $^1/_{10}$=Normal=Alkalilauge gekocht, die alkalische Flüssigkeit hierauf
mit 20 ccm $^1/_{10}$=Normal=Schwefelsäure versetzt, wodurch saure Reaktion eintrat; zur Sättigung
der überschüssigen Schwefelsäure waren 11,2 ccm $^1/_{10}$=Normal=Schwefelsäure erforderlich. Man
destillirte die neutrale Flüssigkeit, füllte das Destillat bei 15° C. auf 250 ccm mit Wasser
auf und bestimmte die Dichte der Flüssigkeit bei 15° C.; sie betrug $d\left(\frac{15°}{15°} C.\right) = 0,9939$.

a) Berechnung der flüchtigen Säuren. Zur Sättigung der flüchtigen Säuren wurden im Ganzen $32,7 + 52,7 = 85,4$ ccm $^1/_{10}$-Normal-Alkalilauge verbraucht. 1 ccm $^1/_{10}$-Normal-Alkalilauge entsprechen 0,006 g Essigsäure ($C_2H_4O_2 = 60$). Den 85,4 ccm $^1/_{10}$-Normal-Alkalilauge entsprechen daher $85,4 \cdot 0,006 = 0,5124$ g Essigsäure. Diese sind in 250 ccm des vergohrenen Saftes enthalten, in 100 ccm Saft sind somit $\frac{0,5124}{2,5} =$ 0,205 g Essigsäure.

b) Berechnung der flüchtigen Ester. Von den nachträglich zugesetzten 20 ccm $^1/_{10}$-Normal-Schwefelsäure wurden 11,2 ccm mit $^1/_{10}$-Normal-Alkalilauge zurücktitrirt. 8,8 ccm wurden demnach zur Sättigung der anfangs zugesetzten 50 ccm $^1/_{10}$-Normal-Alkalilauge verbraucht, soweit diese nicht durch das Verseifen der Ester gebunden wurden; zur Verseifung der Ester waren somit $50 - 8,8 = 41,2$ ccm $^1/_{10}$-Normal-Alkalilauge erforderlich. 1 ccm $^1/_{10}$-Normal-Alkalilauge entsprechen 0,0088 g Essigsäure-Aethylester ($C_4H_8O_2 = 88$). Den 41,2 ccm $^1/_{10}$-Normal-Alkalilauge entsprechen daher $41,2 \cdot 0,0088 = 0,363$ g flüchtige Ester. Diese sind in 250 ccm des vergohrenen Saftes enthalten; in 100 ccm Saft sind somit $\frac{0,363}{2,5} = 0,145$ g flüchtige Ester enthalten.

c) Berechnung des Alkohols. Das auf den ursprünglichen Raum des Saftes aufgefüllte Destillat hatte die Dichte $d\left(\frac{15^0}{15^0}\,C.\right) = 0,9939$; dieser Dichte entsprechen nach des Verfassers Alkoholtafel 3,35 g Alkohol in 100 ccm des vergohrenen Saftes.

10. Bestimmung der nichtflüchtigen Säuren. Die nichtflüchtigen Säuren wurden aus der Gesammtsäure und den flüchtigen Säuren berechnet. Da die nichtflüchtigen Säuren als Aepfelsäure ausgedrückt werden sollten, mußten die als Essigsäure angegebenen flüchtigen Säuren auf Aepfelsäure umgerechnet werden. Die Essigsäure ist einbasisch, die Aepfelsäure zweibasisch. Jeder Molekel Essigsäure $C_2H_4O_2 = 60$ entspricht somit beim Titriren mit Alkali $^1/_2$ Molekel Aepfelsäure $^1/_2\,C_4H_6O_5 = \frac{134}{2} = 67$, und einem Gewichtstheile Essigsäure entsprechen $\frac{67}{60} = 1,117$ Gewichtstheile Aepfelsäure. Man multiplizirte hiernach die als Essigsäure berechneten Werthe für die flüchtigen Säuren mit 1,117 und zog das Produkt von dem Werthe der Gesammtsäure ab; der Unterschied stellte die nichtflüchtigen Säuren, als Aepfelsäure berechnet, dar. Da die unvergohrenen Pflaumensäfte keine flüchtigen Säuren enthalten, ist bei diesen die Gesammtsäure den nichtflüchtigen Säuren gleich.

Die Gährversuche wurden auf alle Pflaumenarten ausgedehnt, die man auf dem Berliner Markte vorfand. Da es sich bei den Pflaumenarten um zahlreiche Spielarten handelt, deren botanische Benennungen dem Verfasser unbekannt sind, möge es genügen, hier die Namen, mit denen die Früchte von den Verkäufern belegt wurden, aufzuführen und sie nach Größe, Form und Farbe zu kennzeichnen. Folgende Pflaumenarten wurden in Arbeit genommen:

1. Hundepflaumen, klein (von der Größe der Mirabellen), rund, roth; eine ziemlich unedle Frucht.

2. Stengelpflaumen, mittelgroß, rundlich bis länglich, roth.

3. Mirabellen, klein, rund, gelb, eine wohlschmeckende, aromatische, sehr beliebte Pflaumenart.

4. **Aprikofenpflaumen**, mittelgroß, rund, roth.

5. **Unvergleichliche Pflaumen**, groß, rund, roth.

6. **Diamantpflaumen**, mittelgroß, länglich-rundlich, gelb.

7. **Renekloden** (Reineklauden), groß, rund, gelblich-grün, eine sehr saftige, aromatische, beliebte Pflaumenart.

8. **Große gelbe Eierpflaumen**, sehr groß, länglich, gelb.

9. **Prinzeß-Juwelpflaumen**, mittelgroß, rund, roth.

10. **Nektarinen**, glatte, nicht behaarte Pfirsiche, groß, rund, gelb.

11. **Zwetschen vom Berliner Markte.**

12. **Brenn-Zwetschen** aus dem Reichslande Elsaß-Lothringen, von Herrn Professor Dr. Barth in Colmar, früher in Rufach, dem Gesundheitsamte auf Wunsch übersandt.

Die Untersuchung der Pflaumensäfte im unvergohrenen und im vergohrenen Zustande führte zu den in der nachstehenden Tafel (Seite 384—387) zusammengestellten Ergebnissen, wobei zu bemerken ist, daß die Blausäurezahlen hier nicht mit aufgeführt worden sind.

Wie aus der Zusammenstellung ersichtlich ist, enthalten die untersuchten Pflaumenarten neben Invertzucker sämmtlich Rohrzucker in mehr oder weniger großen Mengen; als besonders reich an Rohrzucker erwiesen sich die Zwetschen. Der Invertzucker überwog indessen den Rohrzucker in allen Fällen, auch bei den Zwetschen, ganz erheblich. Vergleicht man die vorstehenden Zahlen mit den in dem ersten Abschnitte aufgeführten Untersuchungsergebnissen, soweit in diesen der Rohrzucker Berücksichtigung gefunden hat, so ergiebt sich, daß der Rohrzuckergehalt der Pflaumen ein recht schwankender ist. Die in der Literatur angegebenen Rohrzuckerwerthe sind meist sehr groß. Der Verfasser fand bei weiterer Prüfung dieser Frage in verschiedenen Pflaumenarten zum Theil einen bedeutend niedrigeren Rohrzuckergehalt; Stengelpflaumen enthielten z. B. nur 0,19 g, Aprikofenpflaumen nur 0,30 g und Prinzeß-Juwelpflaumen nur 0,13 g Rohrzucker in 100 ccm.

Der Gesammtzuckergehalt der Pflaumen schwankt innerhalb ziemlich weiter Grenzen; hierbei spielen sowohl die Spielarten als auch der Reifungszustand, die Witterung, der Standort, die Bodenbeschaffenheit u. s. w. eine Rolle. In der Mehrzahl der Fälle wird der hohe Zuckergehalt der reifen Trauben nicht erreicht, und auch die Kirschen enthalten meist größere Zuckermengen. Hier machen nur die Berliner Zwetschen mit 16,60 g Gesammtzucker in 100 ccm Saft eine Ausnahme.

Der zuckerfreie Extraktrest der Pflaumenarten ist sehr groß; er beträgt gewöhnlich 4 bis 6 g in 100 ccm Saft. Der zuckerfreie Extraktrest der reifen Weintrauben ist erheblich niedriger, der der Kirschen dagegen meist noch größer. Ueber die Bestandtheile des zuckerfreien Extraktrestes der Pflaumenarten liegen keine eingehenden Untersuchungen vor; außer den nichtflüchtigen Säuren und den Mineralbestandtheilen sind sie fast unbekannt. Versetzt man einen vergohrenen Pflaumensaft mit starkem Alkohol, so entsteht ein dicker voluminöser Niederschlag, der sich zusammenballt und wahrscheinlich größtentheils aus Pektinstoffen besteht; dieser Stoff macht einen beträchtlichen Theil des zuckerfreien Extraktrestes der Pflaumen aus.

Die durch Eindampfen gemessener Mengen der Pflaumensäfte gewonnenen Extraktzahlen sind durchweg kleiner als die aus den Dichten abgeleiteten Werthe für den Gesammtextraktgehalt. Da die hierbei verwendete Extrakttafel in Wirklichkeit eine Rohrzuckertafel ist, wird

Ergebniſſe der Unterſuchungen über

Laufende Nummer	Umſtände der Vergährung	Farbe der klaren Säfte	Dichte der klaren Säfte bei 15° C. $d\left(\frac{15°}{15°}\right)$	In 100 ccm	
				Extrakt, direkt bestimmt g	Extrakt, indirekt bestimmt g
				1. Hunde-	
			100 g von den Stielen befreite		
1	Unvergohrener Saft	röthlichgelb	1,0657	16,88	17,04
2	Ohne Steine vergohren	braungelb	1,0124	5,27	5,61
3	Mit den unverletzten Steinen vergohren . .	braungelb	1,0140	5,73	6,07
4	Mit den zerquetschten Steinen vergohren . .	dunkelbraungelb	1,0141	5,87	6,07
				2. Stengel-	
			100 g von den Stielen befreite		
5	Unvergohrener Saft	rosaroth	1,0450	11,43	11,65
6	Ohne Steine vergohren	röthlichgelb	1,0116	4,11	4,44
7	Mit den unverletzten Steinen vergohren . .	violettbraun	1,0097	3,65	3,90
8	Mit den zerquetschten Steinen vergohren . .	grünlichbraun	1,0102	3,51	3,67
				3. Mira-	
			100 g von den Stielen befreite		
9	Unvergohrener Saft	röthlichgelb	1,0553	14,01	14,33
10	Ohne Steine vergohren	hellgelb	1,0142	4,91	5,25
11	Mit den unverletzten Steinen vergohren . .	hellgelb	1,0144	4,98	5,38
12	Mit den zerquetschten Steinen vergohren . .	grünlichgelb	1,0158	5,31	5,71
				4. Aprikosen-	
			100 g von den Stielen befreite		
13	Unvergohrener Saft	hellroth	1,0500	12,52	12,95
14	Ohne Steine vergohren	braun	1,0121	4,65	4,81
15	Mit den unverletzten Steinen vergohren . .	gelbbraun	1,0118	4,38	4,57
16	Mit den zerquetschten Steinen vergohren . .	dunkelbraun	1,0132	4,62	4,91
				5. Unvergleichliche	
			100 g von den Stielen befreite		
17	Unvergohrener Saft	hellroth	1,0541	13,74	14,01
18	Ohne Steine vergohren	rothbraun	1,0137	5,07	5,17
19	Mit den unverletzten Steinen vergohren . .	rothbraun	1,0132	4,99	5,11
20	Mit den zerquetschten Steinen vergohren . .	violettbraun	1,0143	5,19	5,43
				6. Diamant-	
			100 g von den Stielen befreite		
21	Unvergohrener Saft	hellgelb	1,0460	11,63	11,91
22	Ohne Steine vergohren	rothbraun	1,0178	5,95	6,02
23	Mit den unverletzten Steinen vergohren . .	rothbraun	1,0161	5,50	5,64
24	Mit den zerquetschten Steinen vergohren . .	rothbraun	1,0174	5,62	5,89
				7. Grüne	
			100 g von den Stielen befreite		
25	Unvergohrener Saft	gelb	1,0455	11,60	11,78
26	Ohne Steine vergohren	braun	1,0145	4,63	4,96
27	Mit den unverletzten Steinen vergohren . .	hellbraun	1,0151	4,84	5,25
28	Mit den zerquetschten Steinen vergohren . .	grünlichbraun	1,0152	4,79	5,19

die Vergährung verschiedener Pflaumenarten.

der klaren Säfte waren enthalten:

Direkt reduzirender Zucker, als Invertzucker berechnet g	Nach der Inversion reduzirender Zucker, als Rohrzucker berechnet g	Zuckerfreier Extrakt g	Mineralbestandtheile g	Gesammtsäure, als Aepfelsäure berechnet g	Flüchtige Säuren, als Essigsäure berechnet g	Nichtflüchtige Säuren, als Aepfelsäure berechnet g	Flüchtige Ester, als Essigsäure-Aethylester berechnet g	Alkohol g
Pflaumen. Früchte enthielten 4,59 g Steine.								
9,96	1,77	5,15	0,675	1,464	—	1,464	—	—
0,54	—	4,73	0,554	1,176	0,096	1,069	0,088	5,26
0,57	—	5,16	0,566	1,156	0,075	1,073	0,046	5,38
0,57	—	5,30	0,560	1,089	0,076	1,047	0,054	5,32
Pflaumen. Früchte enthielten 4,71 g Steine.								
6,81	1,28	3,34	0,614	1,263	—	1,263	—	—
0,52	—	3,59	0,523	0,943	0,086	0,847	0,058	3,06
0,50	—	3,15	0,503	0,815	0,196	0,598	0,030	2,94
0,46	—	3,05	0,487	0,836	0,221	0,600	0,187	2,72
Bellen. Früchte enthielten 5,23 g Steine.								
7,58	2,12	4,31	0,647	1,497	—	1,497	—	—
0,84	—	4,07	0,580	0,962	0,225	0,714	0,145	3,35
0,72	—	4,26	0,592	1,110	0,068	1,033	0,039	3,52
0,89	—	4,42	0,617	1,110	0,106	0,991	0,056	3,46
Pflaumen. Früchte enthielten 4,49 g Steine.								
7,53	0,90	4,09	0,528	1,564	—	1,564	—	—
0,42	—	4,23	0,415	1,404	0,082	1,315	0,048	3,58
0,45	—	3,93	0,433	1,299	0,133	1,148	0,087	3,23
0,48	—	4,14	0,451	1,417	0,058	1,353	0,049	3,17
Pflaumen. Früchte enthielten 4,11 g Steine.								
7,14	1,88	4,72	0,546	1,818	—	1,818	—	—
0,40	—	4,67	0,415	1,537	0,097	1,430	0,116	3,46
0,42	—	4,57	0,436	1,511	0,083	1,418	0,070	3,64
0,45	—	4,74	0,452	1,531	0,083	1,438	0,039	3,69
Pflaumen. Früchte enthielten 5,40 g Steine.								
4,67	1,68	5,28	0,677	1,765	—	1,765	—	—
0,58	—	5,37	0,544	1,624	0,132	1,477	0,094	3,00
0,48	—	5,02	0,530	1,577	0,110	1,454	0,078	3,12
0,42	—	5,20	0,571	1,665	0,122	1,529	0,107	2,94
Renekloden. Früchte enthielten 4,39 g Steine.								
6,04	1,42	4,14	0,609	1,370	—	1,370	—	—
0,61	—	4,02	0,586	1,042	0,156	0,868	0,081	2,55
0,58	—	4,26	0,582	1,210	0,116	1,073	0,040	2,82
0,43	—	4,36	0,603	1,223	0,068	1,148	0,061	2,66

Ergebnisse der Untersuchungen über

Laufende Nummer	Umstände der Vergährung	Farbe der klaren Säfte	Dichte der klaren Säfte bei 15° C. $d\left(\frac{15°}{15°}\right)$	In 100 ccm Extrakt, direkt bestimmt g	In 100 ccm Extrakt, indirekt bestimmt g
				8. Große gelbe	
			100 g von den Stielen befreite		
29	Unvergohrener Saft	ganz schwach hellgelb, fast farblos	1,0574	14,52	14,87
30	Ohne Steine vergohren	gelbbraun	1,0151	5,06	5,45
31	Mit den unverletzten Steinen vergohren . .	gelbbraun	1,0140	5,10	5,38
32	Mit den zerquetschten Steinen vergohren . .	dunkelbraun	1,0143	5,11	5,38
				9. Prinzeß-	
			100 g von den Stielen befreite		
33	Unvergohrener Saft	hellroth	1,0457	11,60	11,83
34	Ohne Steine vergohren	gelbbraun	1,0156	4,63	4,91
35	Mit den unverletzten Steinen vergohren . .	gelbroth	1,0141	4,76	4,91
36	Mit den zerquetschten Steinen vergohren . .	röthlich	1,0146	4,82	4,99
				10. Nekta-	
			100 g von den Steinen befreite		
37	Unvergohrener Saft	hellgelblich	1,0559	14,33	14,48
38	Ohne Steine vergohren	hellgelblich	1,0100	4,27	4,63
39	Mit den unverletzten Steinen vergohren . .	braungelb	1,0091	3,82	4,11
40	Mit den zerquetschten Steinen vergohren . .	hellgelblich	1,0096	4,03	4,39
				11. Zwetschen vom	
			100 g von den Stielen befreite		
41	Unvergohrener Saft	braungelb	1,0849	21,84	22,07
42	Ohne Steine vergohren	gelbroth	1,0104	5,90	5,94
43	Mit den unverletzten Steinen vergohren . .	gelbroth	1,0101	5,59	5,71
44	Mit den zerquetschten Steinen vergohren . .	gelbroth	1,0105	5,66	5,82
				12. Zwetschen	
			100 g von den Stielen befreite		
45	Unvergohrener Saft	braungelb	1,0545	13,64	14,12
46	Ohne Steine vergohren	gelbroth	1,0090	4,28	4,55
47	Mit den unverletzten Steinen vergohren . .	gelbroth	1,0097	4,41	4,65
48	Mit den zerquetschten Steinen vergohren . .	gelbroth	1,0110	4,69	4,96

diese Abweichung der beiden Extraktwerthe wohl in erster Linie durch den hohen Gehalt der Pflaumensäfte an nicht zuckerartigen Extraktbestandtheilen verursacht.

Der Gehalt der Pflaumenarten an Säuren ist als hoch zu bezeichnen; er übersteigt den gewöhnlich beobachteten Säuregehalt der reifen Weintrauben und der süßen Kirschen bedeutend und erreicht in der Mehrzahl der Fälle den Säuregehalt der sauren Kirschen, den er sogar zum Theil übersteigt. Eine in die Augen springende Ausnahme hiervon machen die untersuchten Zwetschen, deren Saft wesentlich weniger Säure enthält als die übrigen Pflaumenarten.

Auch an Mineralbestandtheilen sind die Pflaumen ziemlich reich; sie stehen hier etwa auf gleicher Stufe mit den Kirschen und übertreffen die Weintrauben.

die Vergährung verschiedener Pflaumenarten.

der klaren Säfte waren enthalten:

Direkt reduzirender Zucker, als Invertzucker berechnet g	Nach der Inversion reduzirender Zucker, als Rohrzucker berechnet g	Zuckerfreier Extrakt g	Mineralbestandtheile g	Gesammtsäure, als Aepfelsäure berechnet g	Flüchtige Säuren, als Essigsäure berechnet g	Nichtflüchtige Säuren, als Aepfelsäure berechnet g	Flüchtige Ester, als Essigsäure-Aethylester berechnet g	Alkohol g
Eierpflaumen.								
Früchte enthielten 3,16 g Steine.								
7,37	2,42	4,73	0,544	1,785	—	1,785	—	—
0,55	—	4,51	0,426	1,450	0,065	1,378	0,408	3,29
0,50	—	4,60	0,422	1,511	0,206	1,283	0,217	3,75
0,41	—	4,70	0,454	1,437	0,070	1,360	0,208	3,58
Juwelpflaumen.								
Früchte enthielten 4,97 g Steine.								
6,36	0,84	4,40	0,572	1,491	—	1,491	—	—
0,35	—	4,28	0,484	1,437	0,137	1,286	0,510	1,82
0,50	—	4,26	0,489	1,457	0,076	1,373	0,030	2,66
0,48	—	4,34	0,507	1,846	0,041	1,319	0,054	2,55
rinen.								
Früchte enthielten 7,88 g Steine.								
8,17	2,75	3,41	0,618	1,056	—	1,056	—	—
0,77	—	3,50	0,521	0,963	0,098	0,853	0,055	4,41
0,64	—	3,18	0,526	0,675	0,177	0,478	0,106	3,75
0,66	—	3,37	0,551	0,889	0,190	0,667	0,159	4,23
Berliner Markte.								
Früchte enthielten 5,08 g Steine.								
11,43	5,17	5,24	0,578	0,548	—	0,548	—	—
0,65	—	5,25	0,460	0,515	0,064	0,443	0,093	7,39
0,61	—	4,98	0,442	0,541	0,084	0,448	0,126	6,99
0,59	—	5,07	0,470	0,535	0,117	0,404	0,209	6,99
aus Rufach.								
Früchte enthielten 5,88 g Steine.								
5,42	4,26	3,96	0,662	0,561	—	0,561	—	—
0,54	—	3,74	0,562	0,495	0,091	0,393	0,068	4,83
0,55	—	3,86	0,581	0,508	0,140	0,352	0,063	4,65
0,64	—	4,05	0,595	0,604	0,218	0,358	0,096	4,59

Wenn auch die vorliegenden Gährungsversuche kein abschließendes Urtheil über die Vergährung der Pflaumenarten gestatten, so sind sie doch zahlreich genug, um einige thatsächliche Feststellungen machen zu können. Entsprechend dem Zuckergehalte der Pflaumen ist die Menge des bei der Gährung entstehenden Alkohols vielfach nicht groß; nur die zuckerreicheren Pflaumenarten, namentlich die Zwetschen, gaben alkoholreichere Maischen. Die Ausbeute an Alkohol ist, verglichen mit der Menge der bei der Gährung verschwundenen Zuckerarten (Rohrzucker und Invertzucker) und mit Berücksichtigung der Umstände, unter denen die Gährung verläuft, ziemlich befriedigend. Die letzteren müssen als nicht besonders günstig bezeichnet werden. Ein Zusatz von Hefe findet bei der Gährung der Pflaumen nicht statt, auch Hefenährstoffe werden nicht zugesetzt, obwohl die Pflaumen nur kleine Mengen stickstoffhaltiger Bestandtheile enthalten. Eine Regelung der Temperatur, bei der die Gährung der Pflaumen verläuft, ist in den praktischen Betrieben fast nirgends üblich und wurde auch bei den vorliegenden Untersuchungen im Kleinen nicht ausgeführt; die Gährung erfolgte vielmehr bei der gerade herrschenden Zimmertemperatur und war allen Schwankungen derselben unterworfen. Diese Umstände bringen es mit sich, daß die Gährung der dicken Pflaumenmaischen ziemlich langsam und träge verläuft; den Zwetschenbrennern ist es wohl bekannt, daß die Maischen vielfach „schwergährig“ sind. Es ist hiernach erklärlich, daß ein Theil des gährfähigen Zuckers zur Zeit, als die Maischen untersucht wurden, noch nicht vergohren war. Die Maischen waren noch nicht völlig ausgegohren, sondern noch in langsamer Nachgährung begriffen, deren Vollendung indessen voraussichtlich noch lange Zeit in Anspruch genommen hätte. Die praktischen Brenner können mit der Destillation nicht bis zur völligen Beendigung der Gährung warten, obwohl dadurch theoretisch eine etwas größere Alkoholmenge entstehen würde; denn in der Zwischenzeit würde die vergohrene Maische entweder gänzlich verderben oder doch durch Verdunstung, Oxydation und chemische Umsetzung ein viel größerer Verlust an Alkohol eintreten, als durch die Vergährung der wenigen Zehntelprozente Zucker gewonnen würde. Der Gehalt der vergohrenen Maischen an reduzirendem Zucker betrug meist mehr als 0,5 g in 100 ccm Saft und stieg bis 0,9 g in 100 ccm. Es wäre verfehlt, auf Grund dieser Ergebnisse die Gegenwart einer schwer vergährenden, reduzirenden Zuckerart in den Pflaumen anzunehmen; die vorstehenden Darlegungen genügen, um das Zurückbleiben kleiner Mengen an sich leicht vergährbarer Zuckerarten in den vergohrenen Pflaumenmaischen befriedigend zu erklären. Die vergohrenen Kirschenmaischen enthielten meist etwas weniger reduzirenden Zucker; auch die aus Weintrauben gewonnenen Jungweine, die etwa mit den hier vorliegenden vergohrenen Pflaumensäften vergleichbar sind, enthalten bekanntlich stets noch einige Zehntelprozente Zucker.

Der bei der Gährung der Pflaumenmaischen gebildete Alkohol tritt bei der Untersuchung der vergohrenen Maischen nicht seiner ganzen Menge nach in Erscheinung. Da die Maischen während der Gährung mit der Luft in Berührung sind, verdunstet ein Theil des Alkohols; insbesondere nimmt die entweichende Kohlensäure gewisse Mengen von Alkohol mit sich fort. Ein anderer Theil des Alkohols wird zu Aldehyd und Essigsäure oxydirt; die letztere verbindet sich wieder zum Theil mit Alkohol zu Essigsäure-Aethylester. Hiernach war nicht darauf zu rechnen, daß man die theoretische Ausbeute an Alkohol auch nur annähernd erreichte; dies ist denn auch bei keinem der Gährversuche der Fall.

Der hohe Gehalt der Pflaumensäfte an zuckerfreiem Extrakt findet sich auch bei den vergohrenen Säften wieder. Der Gehalt der vergohrenen Säfte an Mineralbestandtheilen ist als hoch zu bezeichnen, er ist aber durchweg geringer als bei den frischen Säften; bei den früher untersuchten Kirschen enthielten umgekehrt die vergohrenen Säfte durchweg mehr Mineralbestandtheile als die frischen Säfte. Die nichtflüchtigen Säuren werden, wie bei den Weintrauben und Kirschen, bei der Gährung zum Theil zersetzt; die vergohrenen Pflaumensäfte enthalten daher stets weniger nichtflüchtige Säuren als die frischen Säfte. Trotzdem bei der Gährung noch eine nichtflüchtige Säure, die Bernsteinsäure, und gewisse Mengen flüchtiger Säuren neu gebildet werden, und trotzdem bei der Gährung in Folge des Entweichens von Kohlensäure und Verdunstens von Alkohol und Wasser eine Konzentration der Maischenflüssigkeit stattfindet, enthalten die vergohrenen Maischen weniger Gesammtsäure als die frischen

Säfte; nur in einem Falle, bei den mit den zerquetschten Steinen vergohrenen Rufacher Zwetschen (Nr. 48 der Tafel), war die Gesammtsäure der vergohrenen Maische höher als die des frischen Saftes. Die Menge der bei der Gährung verschwindenden nichtflüchtigen Säuren ist bei den einzelnen Versuchen sehr verschieden; sie schwankt zwischen 0,1 und nahezu 0,8 g in 100 ccm Saft. Welche Umstände auf die Größe der Zersetzung der nichtflüchtigen Säuren bei der Gährung von Einfluß sind, läßt sich nicht erkennen.

Flüchtige Säuren und flüchtige Ester sind in allen vergohrenen Pflaumenmaischen enthalten; sie bestehen größtentheils aus Essigsäure und deren Aethylester. Die Menge dieser Bestandtheile ist in den verschiedenen Maischen sehr wechselnd, trotzdem die Gährungsbedingungen in allen Fällen möglichst gleichmäßig waren; der Gehalt der vergohrenen Maischen an flüchtigen Säuren, als Essigsäure berechnet, schwankte zwischen 0,04 und 0,22 g in 100 ccm Saft, an flüchtigen Estern, als Essigsäure-Aethylester berechnet, zwischen 0,03 und 0,51 g in 100 ccm Saft. Welche Umstände für die mehr oder weniger starke Bildung der Essigsäure und deren Ester maßgebend sind, konnte nicht ermittelt werden. Von Interesse ist das Verhältniß zwischen den flüchtigen Säuren, den flüchtigen Estern und dem Alkoholgehalte. Man könnte annehmen, daß bei annähernd gleichem Alkoholgehalte um so mehr Gelegenheit zur Bildung von flüchtigen Estern gegeben wäre, je mehr flüchtige Säuren vorhanden sind, daß also zwischen den flüchtigen Säuren und den flüchtigen Estern ein bestimmtes, wenigstens annähernd gleichbleibendes Verhältniß bestehe. Dies ist aber durchaus nicht der Fall, das Verhältniß der flüchtigen Säuren zu den flüchtigen Estern schwankt vielmehr innerhalb weiter Grenzen. Die Maischen mit dem ungewöhnlich hohen Gehalte an flüchtigen Estern von 0,510 und 0,408 g in 100 ccm enthalten z. B. nur 0,137 und 0,065 g flüchtige Säuren in 100 ccm; andererseits enthält die Maische mit 0,218 g flüchtigen Säuren in 100 ccm nur 0,096 g flüchtige Ester in 100 ccm.

Nicht nur die flüchtigen Säuren, sondern auch die nichtflüchtigen Säuren der vergohrenen Fruchtmaischen verbinden sich zum Theil mit dem Alkohol zu Estern. Es schien von Interesse, festzustellen, bis zu welchem Grade die Veresterung der nichtflüchtigen Säuren fortschreitet; die Versuche wurden mit den unter verschiedenen Umständen vergohrenen Zwetschenmaischen ausgeführt. Man bediente sich dabei des folgenden, auf alle vergohrenen, nichtflüchtige und flüchtige Säuren und Ester enthaltenden Flüssigkeiten, z. B. auch auf Wein, anwendbaren Verfahrens zur Bestimmung der Gesammt-Ester und der nichtflüchtigen Ester.

Bestimmung der Gesammt-Ester und der nichtflüchtigen Ester in den vergohrenen Pflaumenmaischen.

Grundzüge des Verfahrens. Man versetzt die Maische mit einer gemessenen Menge einer titrirten Alkalilauge, so daß die freien Säuren gesättigt werden und noch ein erheblicher Ueberschuß von Alkali vorhanden ist. Mit dem überschüssigen Alkali verseift man die Ester, übersättigt alsdann die alkalische Flüssigkeit mit einer gemessenen Menge einer titrirten Schwefelsäure und titrirt den Ueberschuß der Säure mit Alkalilauge zurück. Das bei dem Verfahren gebundene Alkali ist theilweise zum Sättigen der freien Säuren, theilweise zum Verseifen der Ester verbraucht worden. Die zum Sättigen der freien Säuren erforderliche Menge Alkali ist bereits bei der Bestimmung der Gesammtsäure ermittelt worden; man zieht sie von dem gesammten verbrauchten Alkali ab und erhält als Unterschied die Menge

Alkali, die zur Verseifung der Ester erforderlich war. Die Ester werden, da die Gesammt=
säure als Aepfelsäure angegeben wird, als Aepfelsäurediäthylester $\begin{matrix} CH_2\text{-}COOC_2H_5 \\ CH(OH)\text{-}COOC_2H_5 \end{matrix}$ berechnet.

Ausführung des Verfahrens. Eine abgemessene Menge Maische wird in einer Flasche von 300 bis 400 ccm Inhalt mit soviel $^1/_{10}$=Normal=Alkalilauge versetzt, daß die Mischung stark alkalisch ist; man verstopft die Flasche und läßt die Mischung 24 Stunden bei gewöhnlicher Temperatur stehen. Nach Verlauf dieser Zeit ist die Verseifung vollendet. Man fügt zu der Mischung eine überschüssige, abgemessene Menge $^1/_{10}$=Normal=Schwefelsäure, so daß die Flüssigkeit sauer wird. Der Ueberschuß an Schwefelsäure wird mit $^1/_{10}$=Normal= Alkalilauge zurücktitrirt, wobei empfindliches blauviolettes Lackmuspapier zur Erkennung des Sättigungspunktes dient.

Berechnung der Gesammt=Ester. Es bedeute:

a die Kubikzentimeter Maische, die in Arbeit genommen wurden,

b die Kubikzentimeter $^1/_{10}$=Normal=Alkalilauge, die zu a ccm Maische gesetzt wurden,

c die Kubikzentimeter $^1/_{10}$=Normal=Schwefelsäure, die nach dem Verseifen zu der alka= lischen Mischung gesetzt wurden,

d die Kubikzentimeter $^1/_{10}$=Normal=Alkalilauge, die zum Zurücktitriren der Schwefel= säure verbraucht wurden,

e die Kubikzentimeter $^1/_{10}$=Normal=Alkalilauge, die zur Sättigung der freien Säuren in a ccm Maische erforderlich waren.

Zu a ccm Maische wurden zuerst b ccm und dann d ccm $^1/_{10}$=Normal=Alkalilauge gesetzt. Zum Eintritt der Neutralisation war der Zusatz von c ccm $^1/_{10}$=Normal=Schwefelsäure erforderlich. Es bleiben demnach (b + d — c) ccm $^1/_{10}$=Normal=Alkalilauge zur Sättigung der freien Säuren und zur Verseifung der Ester in a ccm Maische übrig. Zur Sättigung der freien Säuren allein sind e ccm $^1/_{10}$=Normal=Alkalilauge erforderlich; daher wurden zur Verseifung der Ester allein (b + d — c — e) ccm $^1/_{10}$=Normal=Alkalilauge verbraucht. Zur Verseifung von 1 Molekel Aepfelsäurediäthylester $C_8H_{14}O_5 = 190$ sind 2 Molekel Alkalihydrat nothwendig; jedem Kubikzentimeter $^1/_{10}$=Normal=Alkalilauge entsprechen daher $\frac{190}{20000} = 0{,}0095$ g Aepfelsäurediäthylester und den (b + d — c — e) ccm $^1/_{10}$=Normal=Alkalilauge entsprechen $0{,}0095$ (b + d — c — e) Gramm Aepfelsäurediäthylester. Diese Menge findet sich in a ccm Maische; in 100 ccm Maische sind daher enthalten:

$$x = \frac{0{,}95\,(b + d - c - e)}{a} \text{ Gramm Gesammt=Ester, als Aepfelsäurediäthylester berechnet.}$$

Beispiel. Von einer vergohrenen Zwetschenmaische wurden 50 ccm in Arbeit genommen, mit 100 ccm $^1/_{10}$=Normal=Alkalilauge verseift, hierauf 50 ccm $^1/_{10}$=Normal=Schwefelsäure zu= gefügt; bis zum Eintritte der Neutralisation mußten sodann noch 13,8 ccm $^1/_{10}$=Normal= Alkalilauge hinzugesetzt werden. Zur Sättigung der freien Säuren in 50 ccm Maische waren 38,5 ccm $^1/_{10}$=Normal=Alkalilauge erforderlich (die Maische enthielt 0,515 g Gesammtsäure, als Aepfelsäure berechnet, in 100 ccm). Hier ist a = 50, b = 100, c = 50, d = 13,8, e = 38,5. Daher enthält die Maische in 100 ccm:

$$x = \frac{0{,}95\,(100 + 13{,}8 - 50 - 38{,}5)}{50} = 0{,}481 \text{ g Gesammt=Ester, als Aepfelsäure=}$$

diäthylester berechnet.

Berechnung der nichtflüchtigen Ester. Die nichtflüchtigen Ester der vergohrenen Maischen werden aus ihrem Gehalte an Gesammt-Estern und an flüchtigen Estern berechnet. Die Gesammt-Ester und die nichtflüchtigen Ester werden als Aepfelsäurediäthylester, die flüchtigen Ester als Essigsäureäthylester angegeben; um diese Esterarten in Beziehung zu einander zu bringen und einen Vergleich zu ermöglichen, ist es nothwendig, auch die flüchtigen Ester als Aepfelsäurediäthylester auszudrücken. Durch 2 Molekel Kaliumhydrat werden 2 Molekel Essigsäureäthylester, aber nur 1 Molekel Aepfelsäurediäthylester verseift; bei der Verseifung sind somit 2 Molekel Essigsäureäthylester $2\,C_4H_8O_2 = 2 \cdot 88 = 176$ gleichwerthig mit 1 Molekel Aepfelsäurediäthylester $C_8H_{14}O_5 = 190$. Jedem Gramm Essigsäureäthylester entsprechen daher bei der Verseifung $\frac{190}{176} = 1{,}08$ g Aepfelsäurediäthylester. Enthält daher eine Maische in 100 ccm a Gramm Gesammt-Ester, als Aepfelsäurediäthylester berechnet, und b Gramm flüchtige Ester, als Essigsäureäthylester berechnet, so entsprechen den b Gramm Essigsäureäthylester $1{,}08$ b Gramm Aepfelsäurediäthylester. Der Unterschied der Gesammt-Ester und der flüchtigen Ester, beide als Aepfelsäurediäthylester berechnet, ist gleich dem Gehalte der Maische an nicht-flüchtigen Estern, ebenfalls als Aepfelsäurediäthylester berechnet, d. h. es sind enthalten:

$x = (a — 1{,}08\ b)$ Gramm nichtflüchtige Ester, als Aepfelsäurediäthylester berechnet, in 100 ccm Maische.

In dem folgenden Täfelchen sind die Ergebnisse der Untersuchung einiger vergohrenen Pflaumenmaischen auf ihren Gehalt an Gesammt-Estern und nichtflüchtigen Estern zusammen-gestellt; zum Vergleiche sind auch die flüchtigen Ester, die Gesammtsäure, die nichtflüchtigen Säuren und die flüchtigen Säuren beigefügt worden.

Laufende Nr.	Bezeichnung der Maischen	In 100 ccm der klar filtrirten, vergohrenen Maischen sind enthalten:					
		Gesammt-säure, als Aepfelsäure berechnet	Gesammt-Ester, als Aepfelsäure-diäthylester berechnet	Flüchtige Säuren, als Essigsäure berechnet	Flüchtige Ester, als Essigsäure-äthylester berechnet	Nichtflüchtige Säuren, als Aepfelsäure berechnet	Nichtflüchtige Ester, als Aepfelsäure-diäthylester berechnet
		g	g	g	g	g	g
1	Berliner Zwetschen, ohne Steine ver-gohren	0,515	0,481	0,064	0,093	0,443	0,381
2	Berliner Zwetschen, mit den unver-letzten Steinen vergohren . . .	0,541	0,450	0,084	0,126	0,448	0,314
3	Berliner Zwetschen, mit den zer-quetschten Steinen vergohren . .	0,535	0,492	0,117	0,209	0,404	0,266
4	Rufacher Zwetschen, ohne Steine ver-gohren	0,495	0,422	0,091	0,068	0,393	0,349
5	Rufacher Zwetschen, mit den unver-letzten Steinen vergohren . . .	0,508	0,426	0,140	0,063	0,352	0,358
6	Rufacher Zwetschen, mit den zer-quetschten Steinen vergohren . .	0,604	0,384	0,218	0,096	0,358	0,280
7	Zwetschenmaische aus einer Brennerei im Reichslande	2,318	0,528	1,124	0,180	1,062	0,334

Ueber den Borsäuregehalt der Pflaumen und Kirschen.

Schon vor längerer Zeit hat man die Beobachtung gemacht, daß die Früchte zahlreicher Pflanzen nicht unbedeutende Mengen Borsäure enthalten. Zuerst wurde die Gegenwart der

Borſäure im Weine[1]) feſtgeſtellt; Lespiau[2]), E. Robinet[2]), P. Soltſien[3]), M. Ripper[4]), G. Baumert[5]), S. Weinwurm[6]), C. A. Crampton[7]), E. Hotter[8]), A. Joriſſen[9]) und F. Schaumann[10]) fanden in allen von ihnen unterſuchten Weinen Borſäure. Dieſes Ergebniß wurde von anderer Seite beſtätigt; alle im Kaiſerlichen Geſundheitsamte daraufhin geprüften Weine erwieſen ſich als borſäurehaltig. Daneben finden ſich auch Angaben, daß Weine frei von Borſäure geweſen ſeien.

Ueber die Menge der Borſäure im Weine lag bis vor Kurzem nur eine Mittheilung von M. Ripper[4]) vor, der in 1 Liter Wein 1,52 mg Borſäureanhydrid fand. Neuerdings befaßten ſich H. Jay und Dupasquier[11]) und H. Jay[12]) eingehend mit der Beſtimmung des natürlichen Borſäuregehaltes des Weines. Sie ſtellten in zahlreichen Weinen 9—33 mg Borſäurehydrat im Liter feſt; in 100 Theilen Weinaſche waren 0,47—1,65 Theile Borſäure= hydrat enthalten. In Aepfel= und Birnenweinen fanden ſie 11—17 mg Borſäurehydrat im Liter. Auch die ſonſtigen Theile der Weintrauben erwieſen ſich als borſäurehaltig; in 100 Theilen Aſche wurden folgende Mengen Borſäurehydrat nachgewieſen: von Weintreſtern 0,14 bis 0,35 Theile, von Traubenhäuten 0,14—0,41 Theile, von Traubenkämmen 0,17—0,29 Theile, von Traubenkernen 0,15—0,36 Theile, von Traubenblättern 0,07 Theile Borſäure= hydrat. Auch in zahlreichen anderen Früchten, darunter in Zwetſchen, Mirabellen, Renekloden, Aprikoſen und Pfirſichen wurden 0,15—0,64 Theile Borſäurehydrat in 100 Theilen Aſche feſtgeſtellt.

Ueber den Borſäuregehalt einiger Obſtarten liegt eine Mittheilung von E. Hotter[13]) vor, der Aepfel, Birnen, Miſpeln und Feigen prüfte. Seine Ergebniſſe ſind in dem folgenden Täfelchen zuſammengeſtellt.

Bezeichnung der Früchte	100 Theile der friſchen Früchte ent= halten Aſche	100 Theile der friſchen Früchte ent= halten Borſäure	100 Theile Aſche enthalten Borſäure
	Theile	Theile	Theile
Lederäpfel (graue Herbſtreinette)	0,283	0,00166	0,587
Taffetäpfel	0,311	0,00039	0,125
Eisäpfel	0,300	0,00076	0,255
Wilde Aepfel	0,498	0,00086	0,172
Salzburger Birnen	0,366	0,00194	0,531
Herbſtbutterbirnen	0,268	0,00087	0,326
Miſpeln	0,634	0,00182	0,287
Feigen aus Smyrna	2,422	0,00152	0,063

[1]) Vgl. Karl Windiſch, Die chemiſche Unterſuchung und Beurtheilung des Weines. Berlin 1896 bei Julius Springer. S. 258.
[2]) Allgem. Wein=Ztg. 1884. **1.** 60.
[3]) Pharm. Ztg. 1888. **33.** 312.
[4]) Weinbau und Weinhandel 1888. **6.** 331.
[5]) Landwirthſchaftl. Verſuchsſtationen 1886. **33.** 39; Ber. deutſch. chem. Geſellſchaft 1888. **21.** 3290.
[6]) Ztſchr. Nahr.=Unterſ., Hyg., Waarenkunde 1889. **3.** 186.
[7]) Ber. deutſch. chem. Geſellſchaft 1889. **22.** 1072.
[8]) Landwirthſchaftl. Verſuchsſtationen 1890. **37.** 437.
[9]) Bull. Assoc. Belge des Chimistes 1890. **4.** 21.
[10]) Ztſchr. f. Naturwiſſenſch. 1891. **64.** 270.
[11]) Compt. rend. 1895. **121.** 260; Journ. pharm. chim. [6]. 1895. **2.** 244.
[12]) Compt. rend. 1895. **121.** 896.
[13]) Ztſchr. Nahr.=Unterſ., Hyg., Waarenkunde 1895. **9.** 1.

Auch die Pflaumen und Kirschen enthalten reichliche Mengen Borsäure; die Aschen sämmtlicher von dem Verfasser untersuchten Pflaumen= und Kirschensäfte erwiesen sich als borsäure= haltig. Löst man die Aschen in Salzsäure und taucht einen Streifen Kurkumapapier hinein, so tritt nach dem Trocknen des Papieres eine starke Borsäurereaktion auf.

Es schien nicht ohne Interesse, den Borsäuregehalt der Pflaumen und Kirschen der Menge nach festzustellen. Man wählte dazu die Säfte der Zwetschen, der Reneklöden und der schwarzen Kirschen aus. Zur Bestimmung der Borsäure wandte man eine Verbindung zweier bekannter Verfahren an. Man destillirte die Borsäure mit Methylalkohol über, trennte sie auf diesem Wege von den übrigen Mineralbestandtheilen (Verfahren von Th. Rosenbladt[1]) und F. A. Gooch[2]) und bestimmte sie im Destillate als Borfluorkalium (Verfahren von A. Stromeyer[3]). Im Einzelnen verfuhr man folgendermaßen:

Je 2 Liter der Säfte wurden in Kolben der Gährung überlassen, um hierdurch den Zucker zu beseitigen. Nach Beendigung der Gährung wurde die Flüssigkeit alkalisch gemacht, in Platinschalen allmählich eingedampft und verkohlt. Die Kohle wurde angefeuchtet, mit einem breitgedrückten Glasstabe zerrieben und mit heißem Wasser ausgelaugt; die ausgezogene Kohle wurde in der Platinschale getrocknet und verascht. Die Kohlenasche und der wässerige Auszug wurden vereinigt, eingeengt und in einen Fraktionirkolben übergeführt. Man machte die Flüssigkeit durch vorsichtigen Zusatz von Salpetersäure sauer, fügte Silbernitratlösung hinzu, um die Salzsäure auszufällen, setzte in den Hals des Kolbens mit Hülfe eines durchbohrten Stopfens einen Scheidetrichter ein, den man mit Methylalkohol füllte, und verband den Kolben mit einem Liebig'schen Kühler, dessen Röhre in eine verdünnte Lösung von reinem Kaliumhydrat tauchte. Hierauf tauchte man den Kolben in ein Glycerinbad, wo er auf etwa 120° C. er= hitzt wurde, ließ 25 ccm Methylalkohol hinzufließen und destillirte bis zur Trockenheit; dann ließ man abermals 25 ccm Methylalkohol hinzufließen, destillirte wieder zur Trockenheit und wiederholte dies, bis ein Tropfen des Destillates auf Kurkumapapier nur noch eine kaum merkbare Borsäurereaktion gab. Zur Erreichung dieses Zieles waren 7—10 Destillationen erforderlich. Hierauf gab man noch 10 ccm Wasser hinzu und destillirte nochmals bis zur Trockenheit. Die Borsäure destillirt hierbei als Methylester über, der durch die vorgelegte Kalilauge unter Bildung von Kaliumborat zerlegt wird.

Das gesammte Destillat wurde allmählich in eine Platinschale übergeführt und der Methylalkohol auf dem Wasserbade unter Vermeiden des wallenden Siedens verdampft. Man engte die Flüssigkeit noch weiter ein und fügte dann vorsichtig einen Ueberschuß von Flußsäure hinzu. Um ein Verspritzen der in Folge der Kohlensäureentwickelung stark aufbrausenden Flüssigkeit zu verhüten, wurde die Platinschale mit einer zweiten größeren flachen Platinschale bedeckt, so daß nur der Ausguß der ersten Schale hervorragte, durch den man die Flußsäure langsam zufließen ließ. Nach dem Aufhören der Kohlensäureentwickelung wurde die als Deckel dienende Platinschale abgespült und die Flüssigkeit auf dem Wasserbade völlig eingetrocknet. Der aus Borfluorkalium KBF_4 und Fluorwasserstoff=Fluorkalium HKF_2 bestehende trockene Rückstand wurde mit einer 20 prozentigen Kaliumacetatlösung zerrieben und 12 Stunden damit stehen gelassen; in der Kaliumacetatlösung löst sich das Fluorwasserstoff=Fluorkalium auf,

[1]) Ztschr. analyt. Chemie 1887. **26**. 18.
[2]) Analyst 1887. **12**. 93 u. 132.
[3]) Annal. Chem. Pharm. 1856. **100**. 82.

7

während das Borfluorkalium ungelöst bleibt. Man goß die Flüssigkeit auf ein Filter (Trichter von Hartgummi), wusch den Niederschlag mit der Kaliumacetatlösung aus, bis das Filtrat mit Chlorcalcium keinen Niederschlag von Fluorcalcium mehr gab, und entfernte schließlich das Kaliumacetat durch Waschen mit Alkohol von 95 Volumprozent. Der übrigbleibende, aus Borfluorkalium bestehende Niederschlag wurde in heißem Wasser gelöst, die Lösung in eine Platinschale filtrirt (Trichter aus Hartgummi), eingedampft, der Rückstand im Wassertrockenschranke getrocknet und gewogen. Jedem Gramm Borfluorkalium entsprechen 0,4913 g Borsäurehydrat BO_3H_3 oder 0,277 g Borsäureanhydrid B_2O_3.

Die Ergebnisse der Untersuchung der Obstsäfte waren folgende.

a) Der Zwetschensaft hatte die Dichte d $\left(\frac{15^0}{15^0}\ C.\right) = 1,0849$ und enthielt 0,578 g Asche in 100 ccm. Aus der Asche von 2 Liter Saft wurden erhalten 0,1130 g Borfluorkalium, entsprechend 0,0552 g Borsäurehydrat oder 0,0313 g Borsäureanhydrid.

b) Der Reneklodensaft hatte die Dichte d $\left(\frac{15^0}{15^0}\ C.\right) = 1,0455$ und enthielt 0,609 g Asche in 100 ccm. Aus der Asche von 2 Liter Saft wurden erhalten 0,0918 g Borfluorkalium, entsprechend 0,0451 g Borsäurehydrat oder 0,0254 g Borsäureanhydrid.

c) Der Kirschsaft hatte die Dichte d $\left(\frac{15^0}{15^0}\ C.\right) = 1,0813$ und enthielt 0,662 g Asche in 100 ccm. Aus der Asche von 2 Liter Saft wurden erhalten 0,1645 g Borfluorkalium, entsprechend 0,0808 g Borsäurehydrat oder 0,0456 g Borsäureanhydrid.

Im nachstehenden Täfelchen sind die Ergebnisse der Borsäurebestimmungen zusammengestellt.

Bezeichnung	Dichte d $\left(\frac{15^0}{15^0}\ C.\right)$	Asche g in 100 ccm	In 1 Liter Saft sind enthalten		In 1 kg Saft sind enthalten		In 100 Theilen Asche sind enthalten	
			Borsäurehydrat mg	Borsäureanhydrid mg	Borsäurehydrat mg	Borsäureanhydrid mg	Borsäurehydrat Theile	Borsäureanhydrid Theile
Zwetschensaft	1,0849	0,578	27,6	15,7	25,4	14,5	0,48	0,27
Reneklodensaft	1,0455	0,609	22,6	12,7	21,6	12,1	0,37	0,21
Kirschsaft	1,0813	0,662	40,4	22,8	37,4	21,1	0,61	0,34

3. Ueber den Ursprung der Blausäure im Zwetschenbranntweine.

Der einzige ältere Forscher, der sich mit Untersuchungen über die Gährung der Pflaumen beschäftigte, J. Boussingault[1]), glaubte die Abwesenheit der Blausäure im Pflaumenbranntweine nachgewiesen zu haben; er fand weder in dem o h n e Steine vergohrenen Mirabellenbranntweine, noch in dem m i t den Steinen vergohrenen Zwetschenbranntweine Blausäure (s. S. 53). Es wurde bereits an früherer Stelle darauf hingewiesen, daß dieser Befund Boussingault's irrthümlich und wahrscheinlich der geringen Empfindlichkeit des von ihm benutzten Verfahrens der Blausäurebestimmung zuzuschreiben ist. Ueber die Quelle der Blausäure im Zwetschenbranntweine ist daher bis jetzt nichts bekannt.

Die Untersuchungen über die Vergährung der Pflaumenarten boten eine günstige Gelegenheit, dieser Frage näher zu treten. Es war von vornherein anzunehmen, daß die

---

[1]) Annal. chim. phys. [4]. 1866. **8**. 210.

Kerne der Pflaumen die vornehmste Quelle der Blausäure in dem aus ihnen hergestellten Branntweine sind; denn die Kerne, die, trotz der gegentheiligen Angabe von G. Brigel[1]), in den Pflaumenmaischen verbleiben, enthalten bekanntlich erhebliche Mengen Amygdalin, das durch Säuren und Fermente in Benzaldehyd, Blausäure und Traubenzucker zerlegt wird. Nichtsdestoweniger war auch die Frage einer Prüfung zu unterziehen, ob auch im Fruchtfleische der Pflaumen die Elemente der Blausäure enthalten sind. Weiter war es von Interesse, festzustellen, ob die Menge der Blausäure von dem Umstande abhängig ist, ob die Steine unverletzt oder zerstoßen sind; im ersteren Falle sind die das Amygdalin enthaltenden Samen der Pflaumen durch die holzige Schale der Steine von der gährenden Maische getrennt, im letzteren Falle ist das Amygdalin in unmittelbarer Berührung mit der Maische.

Zur Prüfung dieser Fragen wurden die Pflaumenarten unter drei verschiedenen Bedingungen der Gährung unterworfen: einmal das reine Fruchtfleisch allein ohne Steine, dann das Fruchtfleisch mit den unverletzten Steinen und endlich das Fruchtfleisch mit den zerstoßenen Steinen (s. S. 71). Bei den Versuchen mit dem reinen Fruchtfleische wurden sämmtliche Steine sorgfältig entfernt, so daß nicht einer in der Maische zurückblieb; in der dritten Versuchsreihe wurden die Steine sämmtlich zerstoßen und auch die darin enthaltenen Samen nach Möglichkeit zerquetscht. Die vergohrenen, klar filtrirten Maischen wurden außer auf die früher mitgetheilten Bestandtheile auch auf ihren Blausäuregehalt untersucht. Man destillirte gewogene Mengen der Maischen ab und leitete das Destillat in verdünnte Silbernitratlösung, bis kein Niederschlag von Cyansilber mehr entstand. Das Cyansilber wurde auf einem Filter gesammelt, ausgewaschen, Filter und Niederschlag getrocknet, in einem Porzellantiegel geglüht und das zurückbleibende metallische Silber gewogen; 1 g Silber entsprechen 0,2506 g Blausäure.

In den ohne Steine vergohrenen Maischen war der Blausäuregehalt so gering, daß die gewichtsanalytische Bestimmung unsicher wurde. In dem Destillate dieser Maischen bestimmte man daher die Blausäure kolorimetrisch mit Hülfe der blauen Guajak-Kupferreaktion. 50 ccm Destillat wurden mit 50 ccm reinstem Weinsprit von 96 Raumprozent Alkohol versetzt, die Mischung mit Natronlauge stark alkalisch gemacht und nach 2 Minuten mit Essigsäure schwach angesäuert; die Flüssigkeit wurde mit 1 ccm $\frac{1}{4}$ prozentiger Kupfersulfatlösung und 3 ccm frisch bereiteter Guajakholztinktur versetzt und umgestülpt. Die entstehende Blaufärbung wurde mit der Blaufärbung verglichen, die in stark verdünnten, alkoholhaltigen Blausäurelösungen von bekanntem Gehalte unter den gleichen Umständen eintrat; der Alkoholzusatz ist nothwendig, weil sich anderenfalls das Guajakharz ausscheiden und die Flüssigkeit trüben würde, wodurch der Vergleich der Farbenstärken erschwert würde. Der Blausäuregehalt der konzentrirten Blausäurelösungen, aus denen die zu diesen Versuchen nothwendigen stark verdünnten Lösungen bereitet wurden, wurde gewichtsanalytisch mit Silbernitrat bestimmt. Zum Vergleiche der Farbentiefen diente das Kolorimeter von Wolff. Eines ganz ähnlichen Verfahrens bedienten sich J. Neßler und M. Barth[2]) zur kolorimetrischen Bestimmung kleiner Mengen Blausäure im Kirschbranntweine. Sie begingen aber den Fehler, als Vergleichsflüssigkeit verdünnte Lösungen von Kirschlorbeerwasser zu benutzen, dessen Blausäuregehalt sie nach dem

<hr>

[1]) Neues Repert. Pharm. 1873. **22**. 297.
[2]) Zeitschr. analyt. Chemie 1883. **22**. 33.

Liebig'schen Verfahren[1]) durch Titriren mit Silbernitrat in alkalischer Lösung bestimmten. In allen Blausäure und Benzaldehyd enthaltenden Flüssigkeiten ist ein Theil der Blausäure an Benzaldehyd chemisch gebunden, ein Theil im freien Zustande vorhanden.[2]) Nach dem Liebig'schen Verfahren (Titriren mit Silbernitrat in alkalischer Lösung) bestimmten Neßler und Barth die gesammte (freie und gebundene) Blausäure im Kirschlorbeerwasser, während bei der Guajak-Kupferreaktion nur die freie Blausäure in Wirksamkeit tritt. Der Maßstab, mit dem sie die Blausäure des Kirschbranntweines verglichen, war somit falsch; daß sie hierbei nur die freie Blausäure, nicht aber die gesammte Blausäure des Kirschbranntweines berück-sichtigten, wurde bereits früher hervorgehoben.[2])

Die vorstehend beschriebene kolorimetrische Bestimmung kleiner Mengen Blausäure lieferte durchaus einwandfreie Ergebnisse; sehr verdünnte Blausäurelösungen von verschiedenem Gehalte gaben deutliche Abstufungen der Blaufärbung. Die Stärke der Blaufärbung bleibt hinreichend lange unverändert, um eine Vergleichsbestimmung mit Hülfe des Kolorimeters bequem aus-führen zu können. Wiederholte Prüfungen ergaben, daß die alkoholhaltigen Blausäurelösungen sich geraume Zeit ohne merkbare Veränderung hielten; es ist indessen zweckmäßig, vor jeder Versuchsreihe den Gehalt der Blausäurelösung nach einem der bewährten Verfahren[3]) zu kontroliren.

Die Bestimmungen der Blausäure in den unter verschiedenen Umständen vergohrenen Pflaumenmaischen führten zu den in der folgenden Tafel (Seite 397) zusammengestellten Er-gebnissen; gleichzeitig ist der Alkoholgehalt der Maischen mit aufgeführt und die auf 100 g Alkohol entfallende Menge Blausäure berechnet worden.

Nach Maßgabe der Ergebnisse der Gährversuche sind in allen Pflaumenmaischen, die nach Entfernung sämmtlicher Pflaumensteine der Gährung überlassen wurden, kleine Mengen Blausäure enthalten. Daraus ergiebt sich, daß in dem Fruchtfleische der Pflaumen die Elemente der Blausäure enthalten sind. Jeder echte, durch Vergähren von Pflaumen gewonnene Branntwein, insbesondere auch jeder echte Zwetschen-branntwein, muß somit Blausäure enthalten, selbst in dem Falle, daß vor dem Vergähren sämmtliche Steine entfernt werden und nur das Fruchtfleisch zur Herstellung von Branntwein benutzt wird. Ein aus reinem Fruchtfleisch ohne Steine bereiteter Zwetschenbranntwein würde allerdings nur sehr geringe Mengen Blausäure enthalten. Die geringste in einer ohne Steine vergohrenen Pflaumenmaische gefundene Blausäuremenge betrug 0,9 mg auf 100 g Alkohol (Nektarinen), die höchste 4,3 mg auf 100 g Alkohol (Un-vergleichliche Pflaumen). Nimmt man an, daß die gesammte in der Maische enthaltene Blau-säure bei der Destillation in den Branntwein übergeht, und daß dieser etwa 40 g Alkohol in 100 ccm enthält, so würden in einem Liter des Branntweines mit 400 g Alkohol bei den Nektarinen $4 . 0{,}9 = 3{,}6$ mg, bei der anderen Pflaumensorte $4 . 4{,}3 = 17{,}2$ mg Blausäure enthalten sein. Da die Dichte eines Branntweines mit etwa 40 g Alkohol in 100 ccm etwa gleich 0,94 ist, so käme in dem Nektarinenbranntweine 1 Theil Blausäure auf etwa 260000 Theile Branntwein. In dieser Verdünnung ist die Blausäure, wie durch besondere Versuche bewiesen wurde, sowohl mit Hülfe der Guajak-Kupferreaktion als auch der Rhodanreaktion noch

---

[1]) Annal. Chem. Pharm. 1851. **77**. 102.
[2]) Arbeiten a. d. Kaiserl. Gesundheitsamte 1895. **11**. 359.
[3]) Daselbst 1895. **11**. 345.

Lfde. Nr.	Bezeichnung der Pflaumensorte	Umstände der Vergährung	Alkohol g im Liter	Blausäure mg im Liter	Blausäure auf 100 g Alkohol mg
1	Hundepflaumen	Ohne Steine vergohren	52,6	0,8	1,5
2	desgl.	Mit den unverletzten Steinen vergohren	53,8	9,5	17,7
3	desgl.	Mit den zerquetschten Steinen vergohren	53,2	8,6	16,2
4	Stengelpflaumen	Ohne Steine vergohren	30,6	1,0	3,3
5	desgl.	Mit den unverletzten Steinen vergohren	29,4	18,7	63,6
6	desgl.	Mit den zerquetschten Steinen vergohren	27,2	19,7	72,4
7	Mirabellen	Ohne Steine vergohren	33,5	0,7	2,1
8	desgl.	Mit den unverletzten Steinen vergohren	35,2	12,1	34,4
9	desgl.	Mit den zerquetschten Steinen vergohren	34,6	13,0	37,6
10	Aprikosenpflaumen	Ohne Steine vergohren	35,8	1,2	3,3
11	desgl.	Mit den unverletzten Steinen vergohren	32,3	13,0	40,4
12	desgl.	Mit den zerquetschten Steinen vergohren	31,7	12,2	38,5
13	Unvergleichliche Pflaumen	Ohne Steine vergohren	34,6	1,5	4,3
14	desgl.	Mit den unverletzten Steinen vergohren	36,4	8,5	23,3
15	desgl.	Mit den zerquetschten Steinen vergohren	36,9	8,2	22,2
16	Diamantpflaumen	Ohne Steine vergohren	30,0	1,2	4,0
17	desgl.	Mit den unverletzten Steinen vergohren	31,2	10,0	32,1
18	desgl.	Mit den zerquetschten Steinen vergohren	29,4	10,2	34,7
19	Renekloden	Ohne Steine vergohren	25,5	0,4	1,6
20	desgl.	Mit den unverletzten Steinen vergohren	28,2	9,7	34,4
21	desgl.	Mit den zerquetschten Steinen vergohren	26,6	10,8	40,6
22	Große gelbe Eierpflaumen	Ohne Steine vergohren	32,9	0,9	2,7
23	desgl.	Mit den unverletzten Steinen vergohren	37,5	5,5	14,7
24	desgl.	Mit den zerquetschten Steinen vergohrea	35,8	4,9	13,7
25	Prinzeß-Juwelpflaumen	Ohne Steine vergohren	18,2	0,3	1,6
26	desgl.	Mit den unverletzten Steinen vergohren	26,6	7,3	27,4
27	desgl.	Mit den zerquetschten Steinen vergohren	25,5	8,2	32,1
28	Nektarinen	Ohne Steine vergohren	44,1	0,4	0,9
29	desgl.	Mit den unverletzten Steinen vergohren	37,5	9,3	24,8
30	desgl.	Mit den zerquetschten Steinen vergohren	42,3	8,5	20,1
31	Zwetschen vom Berliner Markte	Ohne Steine vergohren	73,9	0,8	1,1
32	desgl.	Mit den unverletzten Steinen vergohren	69,9	7,5	10,7
33	desgl.	Mit den zerquetschten Steinen vergohren	69,9	7,0	10,0
34	Zwetschen aus Rufach	Ohne Steine vergohren	48,3	1,2	2,5
35	desgl.	Mit den unverletzten Steinen vergohren	46,5	9,9	21,3
36	desgl.	Mit den zerquetschten Steinen vergohren	45,9	11,6	25,3

sicher und leicht nachweisbar. Selbst erheblich geringere Mengen Blausäure lassen sich im Branntweine noch nachweisen, da man durch geeignete Destillation des Branntweines die Blausäure im Vorlaufe stark anreichern kann. Im zweiten oben angeführten Branntweine mit 17,2 mg Blausäure im Liter bietet deren Nachweis und selbst Bestimmung keinerlei Schwierigkeit. Die vorher gemachte Voraussetzung, daß die gesammte in der Maische enthaltene Blausäure in den Branntwein gelange, wird freilich in Wirklichkeit häufig nicht eintreffen, da die Maische bei den meist üblichen primitiven Apparaten bis zum Beginne des Siedens offen umgerührt zu werden pflegt; immerhin kommen aber doch genügende Mengen Blausäure in das Destillat, um sie bei geeigneter Arbeitsweise nachweisen zu können.

Die größte Menge der Blausäure in den Pflaumenbranntweinen verdankt ihr Entstehen dem Amygdalingehalte der Kerne; die mit den Kernen vergohrenen Maischen enthalten in Folge dessen bedeutend mehr Blausäure als die Maischen aus reinem Fruchtfleisch ohne Kerne. Die einzelnen untersuchten Pflaumenarten gaben ziemlich verschiedene Mengen Blausäure. Wie die Versuche mit den beiden Zwetschensorten lehren, scheint die Stärke der Blausäure=Erzeugung auch bei derselben Fruchtart erheblichen Schwankungen zu unterliegen. Von welchen Bedingungen dies abhängt, läßt sich aus den vorliegenden Versuchen nicht ersehen; man wird indessen nicht berechtigt sein, aus diesen Versuchen z. B. zu schließen, daß die Stengelpflaumen stets mehr Blausäure entwickeln als die gelben Eierpflaumen. Ob die Steine und Samen zerstoßen werden oder nicht, scheint ohne merkbaren Einfluß auf die Menge der erzeugten Blausäure zu sein. Bald haben die mit den unverletzten Steinen vergohrenen Maischen, bald die mit den zerquetschten Steinen und Samen vergohrenen Maischen einen höheren Blausäuregehalt; die einander entsprechenden Blausäurezahlen sind stets von derselben Größenordnung.

Die Gegenwart der Elemente der Blausäure (wahrscheinlich Amygdalin) in dem Fruchtfleische der Pflaumen läßt sich auch bei den frischen Früchten nachweisen. Wenn man das zerstampfte Fruchtfleisch oder den ausgepreßten Pflaumensaft mit verdünnter Schwefelsäure destillirt, so erhält man ein Destillat, das eine stärkere oder schwächere Blausäurereaktion giebt. Nach der Stärke der Blausäurereaktion des Destillates ordnen sich die zwölf untersuchten Pflaumensorten schätzungsweise in folgender Reihenfolge: Aprikosenpflaumen, Reneklöden, Stengelpflaumen, Unvergleichliche Pflaumen, Prinzeß=Juwelpflaumen, Mirabellen, Rufacher Zwetschen, Hunde=pflaumen, Diamantpflaumen, gelbe Eierpflaumen, Berliner Zwetschen, Nektarinen. Auch diese Reihenfolge wird nicht feststehend, sondern mancherlei Wechseln unterworfen sein.

4. Ist das Röse'sche Verfahren zur Bestimmung des Fuselöles auf Zwetschenbranntweine anwendbar?

Nachdem der Verfasser in früheren Abhandlungen [1] nachgewiesen hat, daß das Röse'sche Verfahren zur Bestimmung des Fuselöles auf Kognak, Rum, Arak und Kirschbranntwein an=wendbar ist, schien es von Interesse, festzustellen, ob auch bei dem Zwetschenbranntweine die Volumvermehrung des Chloroforms ein hinreichend genauer Maßstab für den Gehalt dieses Branntweines an Fuselöl, d. h. im Wesentlichen an höheren Alkoholen, ist.

Ueber den Fuselölgehalt des Zwetschenbranntweines liegen bisher nur wenige Unter=suchungen vor. Die bereits früher (S. 49) mitgetheilten qualitativen Proben von B. Bedrödi [2], der die Branntweine mit der gleichen Menge Wasser mischte und aus der mehr oder weniger starken Trübung auf den Gehalt an Fuselöl schloß, sind ohne jeden Werth, da die Trübungen keineswegs durch die höheren Alkohole, sondern durch andere, in Wasser und verdünntem Alkohol schwer oder garnicht lösliche Bestandtheile der Zwetschenbranntweine verursacht werden. Auch die Versuche von Alf. Riche [3] können hier nicht herangezogen werden, da das von ihm angewandte kolorimetrische Verfahren (Kochen des von den Aldehyden befreiten Brannt=weines mit konzentrirter Schwefelsäure und Vergleichen der auftretenden Färbungen mit denen,

---

[1] Arbeiten a. d. Kaiserl. Gesundheitsamte 1890. **6**. 335; 1891. **7**. 210 und 243; 1893. **8**. 271; 1895. **11**. 374.

[2] Ztschr. Nahr.=Unters., Hyg., Waarenkunde 1894. **8**. 189.

[3] Journ. pharm. chim. [6]. 1895. **2**. 368.

die beim Kochen von Isobutylalkohollösungen von bekanntem Gehalte mit Schwefelsäure entstehen) unzuverlässig ist. Immerhin ist aus dem Versuchen von Riche zu ersehen, daß der Zwetschenbranntwein mitunter nicht unbeträchtliche Mengen Fuselöl enthält. Er fand in drei Zwetschenbranntweinproben folgende Mengen Fuselöl, auf Isobutylalkohol berechnet:

Bezeichnung	Alkohol Volumprozent	Fuselöl, in 100 ccm Branntwein g	Fuselöl, auf 100 ccm absoluten Alkohol berechnet g
Saumur	60,5	0,174	0,288
Saumur	61,0	0,146	0,239
Gray	59,4	0,063	0,161

Wirklich einwandfrei sind nur die Versuche von M. Mansfeld [1]), A. Petermann [2]), sowie C. Amthor und J. Zink [3]), die sich des Röse'schen Verfahrens nach der Destillation der Branntweine mit Alkali bedienten. Ihre Untersuchungen über den Fuselölgehalt der Pflaumenbranntweine führten zu folgenden Ergebnissen:

Bezeichnung	Alkohol Volumprozent	Fuselöl in 100 ccm Branntwein g	Fuselöl, auf 100 ccm absoluten Alkohol berechnet g	Analytiker
Slibowitz	63,60	0,138	0,215	
Slibowitz	34,25	0,129	0,377	
Ungarischer Zwetschenbranntwein	50,06	0,015	0,031	M. Mansfeld.
Ungarischer Zwetschenbranntwein	52,44	0,080	0,153	
Zwetschenbranntwein aus konfiszirtem Obst	46,40	0,066	0,123	
Zwetschenbranntwein . . . . . . , . . .	53,20	0,06	0,11	A. Petermann.
Mirabellenbranntwein	58,30	1,42	2,44	
Elf.-Lothr. Zwetschenbranntwein aus Rufach . . .	48,80	0,23	0,47	
Elf.-Lothr. Zwetschenbranntwein aus Thann . . .	46,85	0,06	0,13	
Badischer Zwetschenbranntwein aus Achern (1892) . .	49,59	0,07	0,14	C. Amthor und J. Zink.
Elf.-Lothr. Mirabellenbranntwein aus Zabern . . .	48,15	0,18	0,37	
Elf.-Lothr. Mirabellenbranntwein, Lothringer (1894) .	47,61	0,11	0,23	
Elf.-Lothr. Schlehenbranntwein aus Rufach	44,82	0,21	0,47	

Sowohl Petermann, als auch Amthor und Zink verwerfen das Savalle'sche Verfahren zur Bestimmung des Fuselöles mit konzentrirter Schwefelsäure; nach dem Röse'schen Verfahren erhielten sie dagegen brauchbare Ergebnisse.

An der Hand der vorher mitgetheilten Untersuchungen über die Zusammensetzung des Zwetschenbranntweines läßt sich die Frage der Anwendbarkeit des Röse'schen Verfahrens der Fuselölbestimmung auf diesen Branntwein einwandfrei beantworten. Durch die der Fuselöl-

---

[1]) Ztschr. allgem. österr. Apoth.-Vereins 1895. **33**. 705; 1896. **34**. 717; 1897. **35**. 636; Ztschr. Nahr.-Unters., Hyg., Waarenkunde 1895. **9**. 318; 1896. **10**. 321.

[2]) Recherches de chimie et de physiologie appliquées à l'agriculture 1894. Band **2**.

[3]) Forschungsber. 1897. **4**. 362.

bestimmung voraufgehende Destillation des Branntweines mit Alkali werden die Säuren und Ester zurückgehalten bezw. zersetzt; in das Destillat gelangen nur die Alkohole und die Aldehyde (einschließlich des Acetals), erstere unverändert, letztere verändert. Von dem ätherischen Oele des Zwetschenbranntweines kann hier abgesehen werden, da dessen Menge zu gering ist, um einen merkbaren Einfluß auf das Volumen des Chloroforms auszuüben. Nach den Ergebnissen der in einem früheren Abschnitte mitgetheilten Untersuchungen sind in 100 ccm der beiden Zwetschenbranntweinproben folgende Mengen höherer Alkohole und Aldehyde enthalten:

	In 100 ccm der ursprünglichen Branntweine sind enthalten:	
Bestandtheile	Zwetschenbranntwein	Spätbrand.
	g	g
Acetaldehyd	0,0092	0,0080
Acetal	0,0028	0,0017
Benzaldehyd [1]	0,0153	0,0136
Furfurol	0,0023	—
Normaler Propylalkohol	0,018	0,016
Isobutylalkohol	0,041	0,025
Amylalkohol	0,194	0,121

Nach der Destillation mit Kalilauge wird der Branntwein auf einen Alkoholgehalt von 30 Volumprozent verdünnt. Der Zwetschenbranntwein enthält 48,42, der Spätbrand 40,57 Volumprozent Alkohol. Um die in 100 ccm der auf 30 Volumprozent Alkohol verdünnten Branntweine enthaltenen Mengen der genannten Bestandtheile zu erhalten, sind die auf die ursprünglichen Branntweine bezogenen Zahlen mit dem Verhältniß $\frac{30}{48,42} = 0,62$ bezw. $\frac{30}{40,57} = 0,74$ zu multipliziren. Führt man diese Rechnung aus, so ergeben sich folgende Werthe:

	In 100 ccm der auf 30 Volumprozent Alkohol verdünnten Branntweine sind enthalten:	
Bestandtheile	Zwetschenbranntwein	Spätbrand
	g	g
Acetaldehyd	0,0057	0,0059
Acetal	0,0017	0,0013
Benzaldehyd	0,0095	0,0101
Furfurol	0,0014	—
Normaler Propylalkohol	0,0112	0,0118
Isobutylalkohol	0,0254	0,0185
Amylalkohol	0,1203	0,0895

Der Einfluß der hier genannten Stoffe (mit Ausnahme des Benzaldehydes) auf die Volumvermehrung des Chloroforms bei dem Röse'schen Verfahren der Fuselölbestimmung ist früher im Gesundheitsamte [2] festgestellt worden. Die Volumvermehrungen des Chloroforms

---

[1] Da das Benzaldehydcyanhydrin bei der Destillation mit Alkali zerlegt wird, wobei Cyankalium im Rückstande verbleibt, ist hier der gesammte Benzaldehyd, sowohl der gebundene, als auch der freie, in Rechnung zu ziehen. 1 Gewichtstheil Benzaldehydcyanhydrin entsprechen 0,8 Gewichtstheile Benzaldehyd.

[2] Arbeiten a. d. Kaiserl. Gesundheitsamte 1888. 4. 154.

betragen nach voraufgegangener Destillation mit Alkali für je 0,1 g Acetal 0,060 ccm, Furfurol 0,017 ccm, Normalpropylalkohol 0,062 ccm, Isobutylalkohol 0,093 ccm, Amylalkohol 0,185 ccm. Der Acetaldehyd ist bei Anwesenheit kleiner Mengen nach der Destillation ohne Einfluß auf das Chloroformvolumen.

Der Benzaldehyd wird beim Kochen mit Alkalien zersetzt, wobei Benzylalkohol, der überdestillirt, und benzoësaures Alkali, das im Rückstande verbleibt, entstehen. 1 g Benzaldehyd giebt 0,51 g Benzylalkohol. In 100 ccm der verdünnten Branntweine sind somit nach der Destillation mit Alkali enthalten: im Zwetschenbranntweine 0,0048, im Spätbrande 0,0052 g Benzylalkohol. Da der Einfluß des Benzylalkohols auf die Volumvermehrung des Chloroforms bisher noch nicht festgestellt worden ist, wurden einige Versuche hierüber angestellt. Dieselben führten zu folgendem Ergebnisse: Ein Gehalt eines Branntweines mit 30 Volumprozent Alkohol von 0,1 ccm Benzylalkohol in 100 ccm vermehrt bei der Röse'schen Fuselölbestimmung das Chloroformvolumen im Mittel um 0,17 ccm; 0,1 g Benzylalkohol in 100 ccm Branntwein vermehrt das Chloroformvolumen um 0,16 ccm.

Berechnet man hiernach die Volumvermehrungen des Chloroforms, die durch die einzelnen Bestandtheile der Zwetschenbranntweine, soweit sie nach der Destillation mit Alkali noch wirksam sind, hervorgerufen werden, so ergeben sich die in dem folgenden Täfelchen zusammengestellten Werthe; der Acetaldehyd ist, da nach der Destillation mit Alkali ohne Einfluß auf das Chloroformvolumen, nicht mit aufgeführt.

Bestandtheile	Volumvermehrungen des Chloroforms durch die in den Zwetschenbranntweinen nach der Destillation mit Alkali enthaltenen Bestandtheile:	
	Zwetschenbranntwein ccm	Spätbrand ccm
Acetal	0,0010	0,0008
Benzaldehyd bezw. Benzylalkohol . .	0,0077	0,0083
Furfurol	0,0002	—
Normaler Propylalkohol	0,0070	0,0073
Isobutylalkohol	0,0236	0,0172
Amylalkohol	0,2224	0,1654
Summen	0,2619	0,1990

Die aus der Zusammensetzung der Branntweine berechnete Volumvermehrung des Chloroforms bei der Fuselölbestimmung nach dem Röse'schen Verfahren ergiebt sich hiernach in runden Zahlen bei dem gewöhnlichen Zwetschenbranntweine zu 0,26 ccm, bei dem Spätbrande zu 0,20 ccm. Diese Volumvermehrungen sind fast ausschließlich durch die höheren Alkohole hervorgerufen. Daneben kommt nur noch der aus dem Benzaldehyd entstandene Benzylalkohol in Frage; denn der Einfluß des Furfurols ist verschwindend klein und der des Acetals in keiner Weise meßbar. Selbst die durch den Benzylalkohol bewirkte Volumvermehrung des Chloroforms, die etwa 0,008 ccm beträgt, ist auch in den feinsten Apparaten kaum noch mit Sicherheit nachweisbar. Nach Maßgabe der Rechnung wird das Chloroformvolumen durch die höheren Alkohole der Zwetschenbranntweine um 0,2530 bezw. 0,1899 ccm, durch die sonstigen nach der Destillation mit Alkali in den Zwetschenbranntweinen enthaltenen Nebenbestandtheile dagegen nur um 0,009 ccm vermehrt.

Es erübrigte nun noch, festzustellen, ob sich diese durch Rechnung aus den im Großen angestellten Versuchen abgeleiteten Ergebnisse auch bei der Ausführung der Fuselölbestimmung im Kleinen bewahrheiten; gleichzeitig ergab sich auf diese Weise eine summarische Kontrole der bei den Versuchen im Großen gewonnenen Zahlenwerthe über die Menge der im Zwetschen= branntweine enthaltenen höheren Alkohole. Zu dem Zwecke wurden die beiden Zwetschen= branntweine nach dem Röse'schen Verfahren auf ihren Fuselölgehalt geprüft; man bediente sich dabei des in 0,02 ccm eingetheilten Apparates des Verfassers[1]), an dem man 0,01 ccm noch genau ablesen kann, und führte die Versuche mit größter Sorgfalt aus. Man ermittelte folgende Volumvermehrungen des Chloroforms: für den gewöhnlichen Zwetschenbranntwein 0,27, 0,275, 0,28, 0,28 ccm, im Mittel 0,275 ccm; für den Spätbrand 0,205, 0,21, 0,21, 0,22 ccm, im Mittel 0,21 ccm.

In dem folgenden Täfelchen sind die bei der Fuselölbestimmung im Kleinen gefundenen Werthe und die aus den Versuchen im Großen berechneten Werthe nebeneinandergestellt. Die ersten Spalten enthalten die thatsächlich gefundenen und die berechneten Volumvermehrungen des Chloroforms, die folgenden den Fuselölgehalt der auf 30 Volumprozent Alkohol verdünnten Zwetschenbranntweine und die letzten den Fuselölgehalt der ursprünglichen Branntweine.

	Volumvermehrung des Choroforms ccm			Volumprozent Fuselöl in den auf 30 Volumprozent Alkohol verdünnten Branntweinen			Volumprozent Fuselöl in den ursprünglichen Branntweinen		
	gefunden	berechnet	Unter= schied	gefunden	berechnet	Unter= schied	gefunden	berechnet	Unter= schied
Gewöhnlicher Zwetschen= branntwein	0,275	0,26	0,015	0,183	0,173	0,010	0,295	0,279	0,016
Spätbrand	0,21	0,20	0,010	0,140	0,133	0,007	0,189	0,180	0,009

Die Uebereinstimmung der gefundenen und berechneten Fuselölzahlen ist in Anbetracht der Verhältnisse als ausgezeichnet zu bezeichnen.

Aus diesen Versuchen und Berechnungen ergiebt sich, daß in dem Zwetschenbranntweine weder Stoffe vorhanden sind, welche in nachweisbarer Weise volumvermindernd auf das Chloroform einwirken, noch solche, welche, ohne Fuselöl zu sein, das Chloroformvolumen in irgend erheblicher Weise vermehren. Die bei der Fuselölbestimmung nach dem Röse'schen Verfahren ermittelte Volumvermehrung des Chloroforms ist somit auch bei dem Zwetschen= branntweine ein geeignetes Maß für den Gehalt desselben an Fuselöl, d. h. an höheren Al= koholen; dieses Verfahren ist ohne jede Aenderung auf Zwetschenbranntwein anwendbar.

5. Ein allgemeines Verfahren zur Untersuchung des Zwetschenbranntweines.

Die Zusammensetzung des Zwetschenbranntweines ist, soweit die bei der Untersuchung im Kleinen der Bestimmung zugänglichen Bestandtheile in Frage kommen, der des Kirschbrannt= weines sehr ähnlich. Die Untersuchung des Zwetschenbranntweines erfolgt daher in derselben Weise, wie dies für den Kirschbranntwein beschrieben wurde[2]). Für die Bestimmung der Ge= sammtblausäure und, sofern diese vorhanden ist, der freien Blausäure kommen in erster Linie

---

[1]) Arbeiten a. d. Kaiserl. Gesundheitsamte 1889. **5.** 391.
[2]) Ebd. 1895. **11.** 379.

das gewichtsanalytische Verfahren und das Titrirverfahren von J. Volhard[1]) in Betracht[2]). Bedient man sich zur Bestimmung der Gesammtblausäure des Destillationsverfahrens, was nothwendig ist, wenn Chloride in dem Zwetschenbranntweine enthalten sind, so leitet man entweder die Branntweindämpfe ohne Kühlung in die vorgelegte Silbernitratlösung, oder man kondensirt die Dämpfe mittelst eines Liebig'schen Kühlers, versetzt die vorgelegte Silbernitratlösung nach Beendigung der Destillation mit einigen Tropfen Ammoniak und säuert dann sofort mit Salpetersäure schwach an. Nach Maßgabe der an früherer Stelle (S. 62) mitgetheilten Versuche über das Verhalten des Benzaldehydcyanhydrins bei der Destillation ist man nur bei dieser Ausführungsweise sicher, daß die gesammte Blausäure im Destillate in freiem, durch Silbernitrat fällbarem Zustande vorhanden ist.

6. Ist es möglich, auf Grund der chemischen Untersuchung echten Zwetschenbranntwein von künstlich nachgemachtem zu unterscheiden?

Die Kennzeichen des reinen Zwetschenbranntweines sind sein Gehalt an einem charakteristisch riechenden ätherischen Oele und an Benzaldehyd und Blausäure. Die wichtigsten Verfälschungen bestehen darin, daß das reine Destillat durch Zusatz von Weingeist und Wasser gestreckt wird, oder daß gleichzeitig mit der Zwetschenmaische andere zuckerhaltige Rohmaterialien vergohren werden und der aus der vergohrenen Maische abdestillirte Branntwein als echter Zwetschenbranntwein verkauft wird. Wird der Zwetschenbranntwein mit Weingeist anderer Abstammung verschnitten, so ist eine längere Lagerungszeit erforderlich, um dem Erzeugnisse wieder einen harmonischen, ausgeglichenen Geschmack zu verleihen. Rascher gelangt man zum Ziele, wenn man die beiden zu mischenden Branntweine mit einander destillirt.

Durch die Gährversuche mit Zwetschen und anderen Pflaumenarten ist bewiesen worden, daß jeder Zwetschenbranntwein und allgemein jeder Steinobstbranntwein Benzaldehyd und Blausäure enthalten muß, selbst wenn er aus dem reinen Fruchtfleische mit Ausschluß aller Steine hergestellt wurde. Während der Kirschbranntwein neben solcher Blausäure, die an Benzaldehyd chemisch gebunden und nicht direkt nachweisbar ist, meist auch noch freie Blausäure enthält, scheint der Zwetschenbranntwein oft nur gebundene Blausäure zu enthalten. Theoretisch muß man daher jeden Zwetschenbranntwein, der weder Benzaldehyd noch Blausäure, letztere wenigstens in gebundenem Zustande, enthält, als Kunstprodukt beanstanden. Immerhin muß man auch in diesem Falle mit großer Vorsicht verfahren. Die freie Blausäure ist ein wenig beständiger Körper, der sich erfahrungsgemäß leicht zersetzt. Es ist daher die Annahme nicht von der Hand zu weisen, daß die freie Blausäure im Laufe der Zeit in dem Zwetschenbranntweine immer mehr abnimmt und schließlich ganz verschwindet. Dies ist um so näher liegend, als in dem Zwetschenbranntweine zahlreiche Bestandtheile in einem ziemlich labilen Gleichgewichtszustande sich befinden, der fortwährend kleinen Aenderungen unterworfen ist (Veresterung der Säuren, Verbindung der Aldehyde mit den Alkoholen zu Acetalen u. s. w.); so lange der Branntwein in dem luftdurchlässigen Fasse liegt, finden ferner fortwährende schwache Oxydationsvorgänge statt. Kurz, der Branntwein ist keine ruhige Masse von immer gleicher Zusammensetzung, sondern in steten langsamen Umsetzungen begriffen. Es ist kaum anzunehmen,

---

[1]) Annal. Chem. Pharm. 1878. **190**. 47.
[2]) Vergl. Arbeiten a. d. Kaiserl. Gesundheitsamte 1895. **11**. 364.

daß in einem solchen Medium die leicht zersetzliche und unbeständige Blausäure unverändert bleiben sollte. Zwei Beobachtungen an Kirschbranntweinen, die in Glasflaschen aufbewahrt wurden, bestätigen diese Annahme; ihr Gehalt an freier Blausäure ging innerhalb dreier Jahre von 18,3 mg auf 13,4 mg bezw. von 16,0 mg auf 10,7 mg im Liter zurück. Weitere Dauerversuche müssen lehren, ob durch längeres Lagern, namentlich in Holzgebinden, die Blausäure nicht völlig verschwindet.

Das Benzaldehydcyanhydrin ist in verdünnter Lösung ungleich beständiger als die freie Blausäure und auch als der freie Benzaldehyd; ohne Zweifel ist es nur dem Umstande, daß der Benzaldehyd und die Blausäure chemisch mit einander verbunden sind, zu danken, wenn in alten, lange auf Holzfässern lagernden Steinobstbranntweinen diese beiden Stoffe noch angetroffen werden. Aber auch bezüglich des Benzaldehydcyanhydrins ist die Möglichkeit eines allmählichen Zerfalles nicht ausgeschlossen, indem sich diese schon durch die Hitze zersetzbare Verbindung durch langsame Dissoziation in ihre Bestandtheile zerlegt, die dann jeder für sich der Zersetzung anheimfallen. Erfahrungen liegen dem Verfasser hierüber nicht vor.

Daß der freie Benzaldehyd leicht veränderlich ist, bedarf keiner näheren Begründung. In erster Linie unterliegt er wohl der Oxydation, wobei Benzoësäure entsteht, die sich in dem Zwetschenbranntweine wieder größtentheils mit dem Alkohol zu Aethylbenzoat verbindet; ob der freie Benzaldehyd nicht auch noch anderen Zersetzungen unterliegt, muß dahingestellt bleiben.

Hiernach könnte es vorkommen, daß man sehr alten Zwetschenbranntwein antrifft, der weder Benzaldehyd noch Blausäure, sei es in gebundenem, sei es in freiem Zustande, enthält. Während der Benzaldehyd wenigstens noch Spuren seines einstmaligen Daseins hinterläßt, nämlich Benzoësäure, die freilich im Branntweine nicht so leicht nachzuweisen ist als der Benzaldehyd, bleibt von der Blausäure kein nachweisbarer Zeuge zurück. Wenngleich ein solcher Fall bisher nicht beobachtet worden ist, mahnt er doch zur Vorsicht bei der Beurtheilung sehr alter Zwetschenbranntweine. Ob wirklich sehr alte Zwetschenbranntweine im Handel vorkommen, erscheint zweifelhaft. Denn der Zwetschenbranntwein ist kein so hochgeschätzter Edelbranntwein wie etwa der Kirschbranntwein oder der Kognak, die man oft Jahrzehnte lagern läßt, um ihr Aroma im höchsten Maße zu entwickeln und zu verfeinern; der Preis, den der Zwetschenbranntwein erzielt, ist auch nicht so hoch, daß ein langjähriges, mit hohem Zinsverluste verknüpftes Lagern sich als nutzbringend erwiese. Bei den gewöhnlichen Zwetschenbranntweinen des Handels wird man daher das vollständige Fehlen von Benzaldehyd und gebundener Blausäure als Beweis ansehen dürfen, daß ein Kunstprodukt vorliegt. Eher wird man bei dem geschätzteren und theureren Kirschbranntweine, für den alles über den Zwetschenbranntwein Gesagte zutrifft, in einem solchen Falle mit Vorsicht verfahren müssen.

Wenn man in einem Zwetschenbranntweine Blausäure und Benzaldehyd findet, so ist damit keineswegs bewiesen, daß der Branntwein echt ist. Der Gehalt des echten Zwetschenbranntweines an diesen beiden Bestandtheilen kann je nach den Umständen innerhalb weiter Grenzen schwanken; neben der Art und dem Reifezustande des Rohmaterials ist hierauf die Art der Darstellung von ausschlaggebender Bedeutung. Es wird daher kaum möglich sein, Grenzzahlen für den Gehalt des Zwetschenbranntweines an Benzaldehyd und Blausäure aufzustellen, selbst wenn einmal ein viel reicheres Untersuchungsmaterial vorliegt als gegenwärtig. Streckung des Zwetschenbranntweines durch Zusatz von Branntwein anderer Abstammung, bestehe sie in unmittelbarem Zusatze oder in dem Mitvergährenlassen anderer zuckerhaltiger Stoffe, läßt sich daher bis jetzt im Allgemeinen nicht nachweisen.

Der Gehalt eines Branntweines an Benzaldehyd und Blausäure ist überhaupt kein sicheres Zeichen dafür, daß ein Steinobstbranntwein vorliegt; denn diese Stoffe können dem Branntweine in beliebiger Menge zugesetzt werden. Abgesehen davon, daß Benzaldehyd und Blausäure künstlich hergestellt werden, bieten sich im Bittermandelwasser und Kirschlorbeer= wasser Gemische der beiden Stoffe dar, die sich vorzüglich zur Herstellung künstlicher Stein= obstbranntweine eignen; dasselbe gilt von den durch Destillation von gepulverten Kirschen=, Pflaumen= und namentlich Pfirsichkernen hergestellten Kernessenzen, die wohl größtentheils zur Branntwein= und Likörfabrikation verwendet werden.

Wenn es auch denkbar ist, daß Steinobstbranntweine vorkommen, die keine Spur Benz= aldehyd und Blausäure enthalten, so müssen sie doch nothwendigerweise Zersetzungsprodukte des Benzaldehyds, insbesondere Benzoësäure bezw. Aethylbenzoat enthalten. Aus dem Fehlen dieser Stoffe kann man auf eine Verfälschung des Branntweines schließen; zu ihrem Nach= weise wird freilich eine größere Menge Branntwein (mindestens ein Liter) in Arbeit zu nehmen sein. Die Gegenwart von Benzoësäure ist natürlich kein Beweis der Echtheit; denn einerseits können Benzoësäure und Aethylbenzoat künstlich zugesetzt werden, andererseits können sie aus künstlich zugesetztem Bittermandelöl entstanden sein.

Nach den bisher vorliegenden Untersuchungsergebnissen enthält der Zwetschenbranntwein häufig nicht unerhebliche Mengen Fuselöl (höhere Alkohole). Innerhalb welcher Grenzen der Fuselöl= gehalt schwankt, läßt sich zur Zeit nicht angeben; man darf aber annehmen, daß diese ziemlich weit sind. Die Bedingungen, unter denen die Gährung der Zwetschenmaischen verläuft, und die Art der Destillation unterliegen manchen Abweichungen; insbesondere wird es viel darauf ankommen, ob eine zweite Destillation, eine Läuterung des Rohbrandes stattfindet, und wie diese ausgeführt wird. Wenngleich hierdurch eine erhebliche Minderung des Fuselölgehaltes verursacht werden kann, so ist es doch ausgeschlossen, daß die höheren Alkohole dadurch voll= ständig entfernt werden. Dies ist für die Beurtheilung der Zwetschenbranntweine des Handels von Bedeutung. Meist werden die künstlichen Branntweine unter Verwendung von Feinsprit hergestellt; in den meisten Rezeptbüchern wird sogar ausdrücklich Weinsprit, d. h. der beste und reinste im Handel befindliche Sprit vorgeschrieben. Ein aus Feinsprit unter Zusatz von Estern und Bittermandelwasser oder Kernessenz hergestellter künstlicher Zwetschenbranntwein wird sich von dem echten durch das Fehlen des Fuselöles unterscheiden. Nimmt man anderer= seits statt Feinsprit Fuselöl enthaltenden Rohspiritus, so ist es schwer, den dem letzteren je nach seiner Abstammung zukommenden eigenartigen Geruch und Geschmack zu verdecken; ein erfahrener und geübter Branntweinschmecker, wie es deren in den Kreisen der Fabrikanten und Händler giebt, wird ein solches Kunstprodukt herausfinden.

Wirklich kennzeichnend für den Zwetschenbranntwein und nur diesem eigenthümlich ist das den reifen Zwetschen entstammende ätherische Oel. Chemisch ist dieses nicht faßbar, es läßt sich aber durch den Geruch deutlich erkennen. Schüttelt man den auf etwa 20 Volum= prozent verdünnten Zwetschenbranntwein mit Chloroform aus, so hinterbleibt nach dem Ver= dunsten des Chloroforms ein Oel, das neben Fuselöl und anderen angenehm ätherisch riechenden Stoffen deutlich den Geruch nach getrockneten Zwetschen erkennen läßt. Leider ist auch dies kein sicheres Merkmal des echten Zwetschenbranntweines. Die Kunstprodukte läßt man häufig, vielleicht in der Regel, längere Zeit über getrockneten Zwetschen (Backpflaumen) lagern und destillirt sie dann ab. Da die getrockneten Zwetschen reich an dem charakteristischen Geruch= stoffe dieser Obstart sind, so gelangt dieser bei der Destillation in den Branntwein und macht ihn nach einigem Lagern dem echten Branntweine in Geruch und Geschmack ungemein ähnlich. Ist ein so mit Zwetschenaroma beladener künstlicher Branntwein im Uebrigen geschickt her= gestellt, so daß er bei der chemischen Untersuchung Werthe ergiebt, die man auch bei echtem Zwetschenbranntweine trifft, so wird es kaum möglich sein, das Kunstprodukt als solches zu erkennen.